基层骨伤与骨病

主 编◎白恩忠 刘天峰 梁 栋 郭守进

王照伟 宋洪刚 王 明 宋红良

吉林科学技术出版社

图书在版编目（CIP）数据

基层骨伤与骨病/ 白恩忠等主编. —— 长春 :吉林
科学技术出版社, 2019.8
ISBN 978-7-5578-5948-0

Ⅰ. ①基… Ⅱ. ①白… Ⅲ. ①骨损伤–诊疗②骨疾病–
诊疗Ⅳ.①R68

中国版本图书馆CIP数据核字(2019)第167087号

基层骨伤与骨病
JICENG GUSHANG YU GUBING

出 版 人	李 梁	
责任编辑	李 征　李红梅	
书籍装帧	山东道克图文快印有限公司	
封面设计	山东道克图文快印有限公司	
开 本	787mm×1092mm 1/16	
字 数	225千字	
印 张	9.75	
印 数	3000册	
版 次	2019年8月第1版	
印 次	2020年6月第2次印刷	

出 版　吉林科学技术出版社
发 行　吉林科学技术出版社
地 址　长春市福祉大路5788号出版集团A座
邮 编　130000
发行部电话/传真　0431-81629529　81629530　81629531
　　　　　　　　　81629532　81629533　81629534
储运部电话　0431-86059116
编辑部电话　0431-81629508
网 址　http://www.jlstp.net
印 刷　北京市兴怀印刷厂

书 号　ISBN 978-7-5578-5948-0
定 价　98.00元

前　言

　　现代医疗技术飞速发展,检测和治疗手段更加先进,在骨折损伤的治疗方面有很大程度的进步。但是,在很多乡村地区,由于缺乏专业医疗设备和现代化检测设备,还有治疗手段和技术等原因,导致误诊情况频发。针对这一问题,笔者结合在基层医院遇到的多起案例,使广大基层正骨医师引以为戒,减少自身失误。

　　全书共八章,内容包括基层骨与关节损伤的急症处理、基层骨折愈合、基层骨折治疗及康复方法、基层关节脱位、基层脊柱损伤性疾病、基层非化脓性关节炎、基层骨关节营养与代谢性疾病、基层代谢性骨病等,主要介绍骨伤科常见病的损伤分类和病因病机、检查、治疗原则与方法、护理、康复、急救。

　　由于编者的学术水平有限,书中的疏漏和不尽如人意之处在所难免,恳请同道、专家和广大读者批评指正。

编　者

目　录

第一章　基层骨与关节损伤的急症处理

第一节　急症处理原则

骨与关节损伤的急症处理应从现场急救开始。现场急救情况紧急,刻不容缓,必须对明显威胁生命的严重创伤立即采取针对而有效的生命支持疗法,为进一步救治争取时间。现场急救的重点为:①维持呼吸道的通畅;②心跳、呼吸骤停的复苏;③活动性大出血的止血;④伤肢外固定。骨与关节损伤急救的目的是在于用简单而又有效的方法抢救患者生命,保护患肢避免进一步受到损伤,使能安全而迅速地被运送至附近医院,以便获得妥善的治疗。

一、抢救生命

根据患者受伤过程,通过简单观察和重点检查,即可迅速了解病情。一切动作要谨慎、轻柔、稳妥。

首先抢救生命,如果患者处于休克状态,则应以抗休克为首要任务,注意保温,有条件时应即时给予输血、输液。对合并有颅脑等复合伤而处于昏迷的患者,应注意保证呼吸道畅通。

二、创口包扎

有创口的患者,应及时而妥善地包扎,能达到压迫止血、减少感染、保护伤口的目的。包扎动作要轻巧、迅速、准确,要严密牢固、松紧适宜包住伤口。大血管出血,可采用止血带,应记录开始用止血带的时间。若骨折端已戳出伤口但未压迫血管、神经时,不应立即复位,以免将污物带进创口深处,可待清创时将骨折端清理后,再行复位。若在包扎创口时骨折端已自行滑回创口内,则到医院后务须向接诊医师说明,使其注意。

三、现场固定

在骨折急救处理时,将患者骨折、脱位的肢体妥善地固定起来,这是最重要的一项。目的是防止骨折断端或脱位的关节面活动而造成新的损伤,减轻疼痛,预防休克,这对骨折与关节损伤的治疗有重要作用。凡有可疑骨折者,均应按骨折处理。不必脱去闭合性骨折患者的衣服、鞋袜等,以免过多搬动患肢,增加疼痛,若患肢肿胀较剧,可剪下衣袖或裤管。闭合性骨折有穿破皮肤,损伤血管、神经的危险时,应尽量消除显著的移位,然后用夹板固定。但不可在现场试行复位,因此时不具备复位所需的条件。固定的材料应就地取材,可选用绷带、棉垫、木夹板、树枝、竹竿、木棍、木板等。固定时应防止皮肤受压损伤,四肢固定要露出指、趾尖,便于观察血运循环。固定完成后,如出现指、趾苍白、青紫、肢体发凉、疼痛或麻木、肢体远端动脉搏动消失时,表明血循环不良应立即检查原因,如为缚扎过紧,需放松缚带或重新固定。

四、迅速运送

经妥善固定后，应迅速运往医院。

第二节　骨折与关节脱位的复位

治疗骨折时，必须在继承中医丰富的传统理论和经验的基础上，结合现代自然科学（如生物力学和放射学等）的成就，贯彻固定与活动统一（动静结合）、骨与软组织并重（筋骨并重）、局部与整体兼顾（内外兼治）、医疗措施与患者的主观能动性密切配合（医患合作）的治疗原则，辩证地处理好骨折治疗中的复位、固定、练功活动、内外用药的关系，尽可能做到骨折复位不增加局部组织损伤，固定骨折而不妨碍肢体活动，因而可以促进全身气血循环，增强新陈代谢，骨折愈合和功能恢复齐头并进。并可使者痛苦轻、骨折愈合快。

复位是将移位的骨折段恢复正常或近乎正常的解剖关系，重建骨骼的支架作用。在全身情况许可下，复位越早越好。复位的方法有两类，即闭合复位法和切开复位法。闭合复位通常又可以分为手法复位和持续牵引。持续牵引既有复位作用，又有固定作用。

1.复位标准

（1）手法复位：应用手法使骨折复位，称手法复位。手法复位的要求是及时、稳妥、准确、轻巧而不增加损伤，力争一次手法复位成功。

（2）解剖复位：骨折之畸形和移位完全纠正，恢复了骨的正常解剖关系，对位（指两骨骨折端的接触面）和对线（指两骨骨折段在轴线上的关系）完全良好，称为解剖复位。

（3）功能复位：骨折复位虽尽了最大努力，某些移位仍未完全纠正，但骨折在此位置愈合后，对肢体功能无明显妨碍者，称之为功能复位。对不能到达解剖复位者，应尽力达到功能复位。但滥用粗暴方法反复多次手法复位，或轻率采用切开复位，却又会增加软组织损伤，影响骨折愈合，并可引起并发症。功能复位的要求按患者的年龄、职业和骨折部位的不同而有所区别。例如，治疗老年人骨折，首要任务是保存其生命，对骨折复位要求较低。然而，对于年轻的舞蹈演员、体育运动员，骨折的功能复位则要求很高，对位不良则影响其功能。关节内骨折，对位要求也较高。

对线：骨折部的旋转移位必须完全矫正。成角移位若与关节活动方向一致，日后可在骨痂改造塑形有一定的矫正和适应，但成年不宜超过10°，儿童不宜超过15°。成角若与关节活动方向垂直，日后不能矫正和适应，故必须完全复位。膝关节的关节面应与地面完全平行，否则，关节内、外两侧在负重时所受压力不均，日后可以继发损伤性关节炎，引起疼痛及关节畸形。上肢骨折在不同部位，要求亦不同，肱骨干骨折一定程度成角对功能影响不大；前臂双骨折若有成角畸形将影响前臂旋转功能。

对位：长骨干骨折，对位至少应达 1/3 以上，干骺端骨折对位至少应达 3/4 左右。

长度：儿童处于发育时期，下肢骨折缩短 2cm 以内，若无骨骺损伤，可在生长发育过程中自行矫正，成人则要求缩短移位不超过 1cm。

2.复位前准备

(1)麻醉:骨折复位应采用麻醉止痛,便于复位操作。《三国志·魏书方技传》记载了汉·华佗运用麻沸散内服麻醉施行手术的实例。晋·葛洪运用羊踯躅(即闹羊花)、草乌等作麻醉药物。唐·蔺道人《仙授理伤续断秘方》认为凡整骨都要先服麻醉药。元·危亦林《世医得效方》指出:"草乌散治损伤骨节不归窠者,用此麻之,然后用手整顿","撅扑损伤,骨肉疼痛,整顿不得,先用麻药服,待其不识痛处,方可下手。"说明了麻醉整复骨折、脱位的方法。近代随着科学的发展,临床中可选用针刺麻醉、中药麻醉、局部麻醉、神经阻滞麻醉、硬膜外麻醉等,还可配合应用肌肉松弛剂,对儿童必要时可采用氯胺酮麻醉或全身麻醉。但对简单骨折,完全有把握在极短时间内获得满意复位者,也可以不用麻醉。

麻醉特别是全麻前,对全身情况应有足够估计。局部麻醉是较安全实用的麻醉方法,常用于新鲜闭合性骨折的复位。局部麻醉时,无菌操作必须严格,以防骨折部感染。在骨折局部皮肤上先作少量皮内注射,将注射针逐步刺入深处,当注射针进入骨折部的血肿后,可抽出暗红色的陈旧血液,然后缓慢注入麻醉剂。四肢骨折用普鲁卡因或利多卡因注射液 10~15ml。麻醉剂注入血肿后,即可均匀地分布于骨折部。裂缝骨折无明显血肿时,可在骨折部四周浸润。通常在注射后 10 分钟,即可产生麻醉作用。

(2)摸诊:《医宗金鉴·正骨心法要旨》云:"摸者,用手细细摸其所伤之处,或骨断、骨碎、骨歪、骨整、骨软、骨硬,筋强、筋软、筋歪、筋正、筋断、筋走、筋粗、筋翻、筋寒、筋热以及表里虚实,并所患之新旧也。先摸其或为跌仆,或为错闪,或为打撞,然后依法治之。"

在麻醉显效后,使用手法复位前,要根据肢体畸形和 X 线照片的图像,先用手细摸其骨折部,手法宜先轻后重,从上到下,从近端到远端,要了解骨折移位情况,做到心中有数,胸有成竹,以便进行复位。

3.复位基本手法

四肢各部分都有彼此要相互拮抗的肌肉及肌群。在复位时,应先将患肢所有关节放在肌肉松弛的位置,以利于复位。

第二章　基层骨折愈合

第一节　正常骨愈合

骨折愈合的过程是"瘀去、新生、骨合"的动态过程，整个过程是持续的和渐进的。其实质就是机体调动一切积极因素，参加骨与周围组织损伤修复的过程。

一、骨折愈合过程

骨折的愈合是一个复杂的过程，是连续进行的，从组织学和生物学的变化，可将其分为三个阶段，三个阶段之间不可截然分开，而是相互交织演进。通常分为血肿机化期、原始骨痂形成期、骨痂改造塑形期三期。

1.血肿机化期

骨折后，骨折致髓腔、骨膜下及周围组织血管破裂出血，在骨折的部位形成了血肿，骨折端由于损伤及血循环中断，逐渐发生几毫米的骨皮质坏死。伤后 6～8 小时，骨折断端的血肿开始凝结成含有网状纤维素的血凝块，与局部坏死引起无菌性炎性反应。随着红细胞的破坏，纤维蛋白渗出，毛细血管增生，成纤细胞、吞噬细胞、异物巨细胞侵入，逐渐清除机化的血肿，形成肉芽组织，并进而演变转化为纤维结缔组织，使骨折两断端连接在一起，称为纤维连接或纤维骨痂，这一过程在骨折后 2～3 周完成。同时骨折端附近骨外膜的成骨细胞伤后不久即活跃增生，1 周后即开始形成与骨干平行的骨样组织，并逐渐向骨折处延伸增厚。骨内膜亦发生同样改变，只是为时稍晚。此期如果发现骨折对线对位不良，尚可再次手法复位、调整外固定或牵引方向加矫正，内服活血祛瘀药物，以加强骨折断端局部血液循环，并清除血凝块以及代谢中的分解产物。

2.原始骨痂形成期

骨折后 24 小时内，骨折断端处的骨内膜与骨外膜的成骨细胞增生，在骨折端内外形成的骨样组织逐渐骨化，形成新骨，称为膜内化骨。随着新骨的不断增多，紧贴骨皮质表面，填充骨折断端之间呈斜坡样，称外骨痂。在外骨痂形成的同时，骨折断端髓腔内的骨膜也以同样的方式产生新骨，充填在骨折断端的髓腔内，称之为内骨痂。内骨痂由于血运供给不佳，故生长较慢。内外骨痂逐渐向骨折端生长，彼此会合形成梭形。

充塞在骨折端之间由血肿机化而形成纤维结缔组织及髓腔内的纤维组织亦逐渐转化为软骨组织，并随软骨细胞的增生、变性、钙化而骨化，称为软骨内化骨，从而在骨折处形成环状骨痂和髓腔内骨痂。两部分骨痂会合后，这些原始骨痂不断钙化而逐渐加强，当其达到足以抵抗肌肉收缩及成角、剪力和旋转力时，则骨折已达到临床愈合，通常需 4～8 周。此时 X 线片上可见骨折处四周有梭形骨痂阴影，但骨折线仍隐约可见。

骨折愈合过程中,膜内化骨与软骨内化骨在其相邻近处互相交叉,但前者远比后者为快,软骨内骨化过程复杂而缓慢,故应防止在骨折处形成较大的血肿,以减少软骨内化骨的范围,加速骨折愈合。而且骨性骨痂主要是经过膜内化骨形成,并以骨外膜为主。因此,骨外膜在骨痂形成中具有重要作用,任何对骨外膜的损伤均对骨折愈合不利。

骨痂中的血管、破骨细胞和成骨细胞侵入骨折端,在使骨样组织逐渐经过钙化而成骨组织的同时,继续清除坏死骨组织,因此,此期应内服药物以接骨续筋为主,活血化瘀为辅。此期若发现骨折位置不良,则手法整复已相当困难,调整外固定亦难以改善骨折的位置。

3.骨痂改造塑形期

原始骨痂进一步改造,成骨细胞增加,新生骨小梁也逐渐增加,且排列逐渐规则和致密,骨折断端的无菌坏死骨经过血管和成骨细胞、破骨细胞的侵入,进行死骨清除和新骨形成的爬行替代过程,骨折部位形成骨性连接。这一过程需 8~12 周。此期内服药物应以补肝肾、养气血、壮筋骨为主。随着肢体活动和负重,应力轴线上的骨痂不断得到加强,应力轴线以外的骨痂逐渐清除。并且骨髓腔重新沟通,恢复骨的正常结构,最终骨折的痕迹可从组织学和放射学上完全消失。成人其所需时间一般为 2~4 年,儿童则约为 2 年以内见图 2-1。

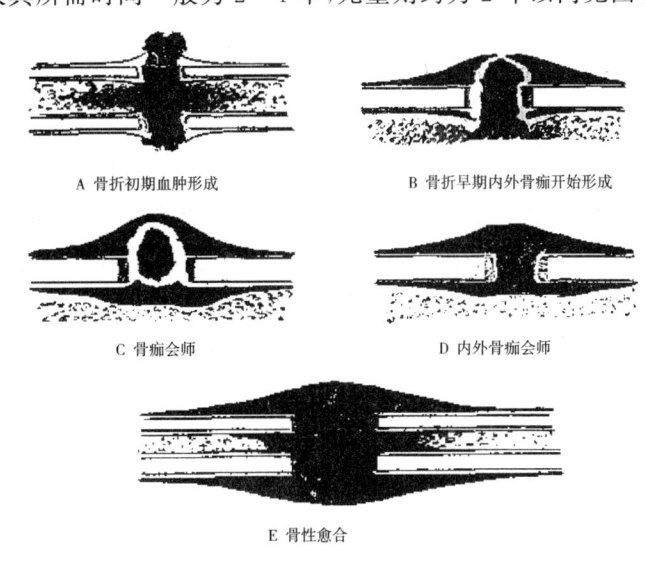

图 2-1　骨痂形成组织变化

二、骨折的愈合标准

骨折的愈合有临床愈合与骨性愈合。临床愈合是骨折愈合的重要阶段,此时患者已可拆除外固定,通过功能锻炼,逐渐恢复患肢功能。只有掌握骨折的临床愈合和骨性愈合标准,才有利于确定外固定的时间、练功计划和辨证用药。

(1)骨折的临床愈合标准为:①局部无压痛及纵向叩击痛;②局部无异常活动;③X 线片显示骨折处有连续性骨痂,骨折线已模糊;④拆除外固定后,如为上肢能向前平举 1kg 重物达 1 分钟;如为下肢不扶拐能在平地连续步行 3 分钟,并不小于 30 步;连续观察 2 周骨折处不变形。临床愈合时间为最后一次复位之日至观察达到临床愈合之日所需的时间。解除外固定后的功能测定必须慎重,以不发生变形或再骨折为原则。

(2)骨折的骨性愈合标准为：①具备临床愈合标准的条件；②X线片显示骨小梁通过骨折线。

三、成人常见骨折的临床愈合时间

掌骨、指骨骨折为3~4周；桡骨远端骨折、肱骨髁上骨折为3~6周；锁骨骨折、肱骨外科颈骨折、髌骨骨折、踝部骨折、跖部骨折为4~6周；肱骨干骨折为4~8周；尺骨、桡骨干骨折为6~8周；股骨转子间骨折、胫腓骨干骨折为7~12周；股骨干骨折为8~12周；股骨颈骨折为12~24周。

四、影响骨折愈合的因素

全面了解影响骨折愈合的因素，可以利用对骨折愈合有利的因素和避免对愈合不利的因素，以促进骨折的愈合。

1.全身因素

(1)年龄：不同的年龄骨折愈合速度差异很大，小儿的组织再生和塑形能力强，骨折愈合速度较快，如新生儿股骨骨折2周可达坚固愈合，小儿需1个月，成人股骨骨折一般需3个月左右。儿童骨折愈合快，老年人则所需时间更长。

(2)健康状况：身体强壮者，气血旺盛，对骨折的愈合有利。健康状况欠佳，特别是患有慢性消耗性疾病者，气血虚弱，如糖尿病、骨软化症、营养不良症、恶性肿瘤、钙磷代谢紊乱及骨折后有严重并发症者，骨折愈合的时间明显延长。

(3)激素影响：临床与实验研究均证实，可的松可以影响骨折愈合的速度，影响多能间质细胞向成骨细胞的分化，抑制骨基质的连接。实验证明，生长激素、甲状腺素、降钙素、胰岛素、维生素A、维生素D在实验条件下都有促进骨折愈合的作用，但在临床中还有待进一步临床病例的观察。

(4)运动和骨折的局部应力状态：有神经损伤的肢体骨折愈合速度慢，这可能与骨折断端的应力减少有关。功能锻炼可能加快骨折愈合的速度，近年发展起来的早期功能负重方法已证实了这一观点，这可能是垂直于骨折间的应力刺激了成骨的过程，也可能是早期的压电效应加快了成骨的过程。

(5)电流作用：对骨折局部应用直流电刺激或电磁场刺激，对骨折的愈合有促进作用。

2.局部因素

(1)损伤程度：大块骨缺损的骨折或骨膜、软组织损伤严重者，断端形成巨大血肿，骨折的愈合速度缓慢。自周围软组织的新生血管形成缓慢，侵入血肿完成机化的时间延长，软骨内骨化的过程也随之迟缓。其次，间叶细胞在软骨内骨化的作用减弱。再者，损伤严重，血肿机化速度减慢，成骨细胞相互接近会合的过程也变得缓慢。如果血肿过大，局部可发生循环障碍，影响骨膜中成骨细胞的增生。这样，膜内化骨和软骨内化骨的过程均受到影响。骨折愈合过程常变得缓慢。

骨痂的形成，主要来自外骨膜与内骨膜，故骨膜的完整性对骨折的愈合有较大的影响。骨折端骨膜剥离部分越广泛，则骨折端部位的骨质和骨膜缺血的程度越重，骨膜的新生血管形成亦困难，直接影响了膜内成骨的过程，骨折愈合亦变得缓慢。

(2)骨折的类型：骨折累及的是骨皮质还是骨松质，其愈合速度有明显的差别。骨松质愈合速度较快,这可能是由于其接触面积大,血运好,血管易长入。骨皮质的愈合过程复杂,受外界影响因素较多,如果整复质量高,对位好,固定合理,可通过板样的外骨痂愈合。如果整复差,对位不良,固定不合理,则断端常出现絮状骨痂,且愈合时间长。除特殊部位如腕舟骨以外,其他部位的骨松质骨折以及长骨干两端的骨松质骨折,由于血运十分丰富,因此容易愈合。而在骨干部位骨折后,由于缺乏营养血管供血的一端,只保留来自邻近关节部位的血液供应,因此愈合能力差(如胫骨中部骨折的远折端)。当骨折的一端大部分丧失血液供应时,只能依靠另一端的血管和骨折愈合部的血运向缺血段进行爬行替代(如股骨颈囊内骨折的头部、腕舟骨骨折的近段),因此骨折的缺血段容易发生缺血性坏死。

(3)骨折断端的接触情况:骨折断端紧密接触,有利于骨折愈合。如嵌入骨折比骨折端有间隙或分离的易于愈合,如骨折断端间有软组织嵌入或骨质缺损大,则愈合困难,甚至不愈合。此外,骨折端面积大,开放的髓腔也较大,就会有较大范围的血管区来供骨痂生长,有利于骨折的愈合,如斜形、螺旋形骨折比横断形骨折容易愈合。

(4)骨折断端的应力因素:纯应力有利于骨折的愈合,而剪应力和扭转应力则不利于骨折的愈合。

(5)特殊暴力:当骨折由于特殊暴力,如高压电或枪弹等火器伤所致时,由于骨折端被高温或及大电流击伤,软组织坏死严重,修复能力较低,常易造成骨折不愈合或延缓愈合。

(6)病理性骨折:骨病和肿瘤造成的病理性骨折在处理好局部病灶的前提下,骨折可以愈合,但恶性肿瘤患者的预后往往不良。

(7)关节内骨折:因关节滑液中含有纤维蛋白溶酶,它可使骨折早期的血凝块溶解,延迟骨折的第一期修复过程,与缺血性坏死骨折不一样,骨折虽然能够愈合,但经关节外骨折所遇到的困难要大得多。

(8)骨折断端的血运:组织的再生,需要足够的血液供应,血供良好的骨松质部骨折愈合较快,而血供不良的部位骨折愈合速度缓慢,甚至发生延迟连接、不连接或缺血性骨坏死。如胫骨下1/3的血液供应主要依靠由上1/3进入髓腔的营养血管,故下1/3部骨折,远端血供较差,愈合迟缓。股骨头的血运主要来自关节囊和圆韧带的血管,故头下部骨折后,血供较差,就有发生股骨头缺血坏死的可能。腕舟骨的营养血管由掌侧结节处和背侧中央部进入,腰部骨折后,近段的血供就较差,愈合迟缓。当一处骨有多段骨折时,其愈合速度也较慢见图2-2、图2-3、图2-4。

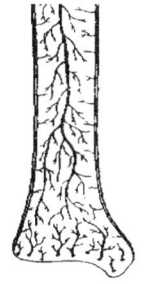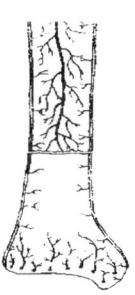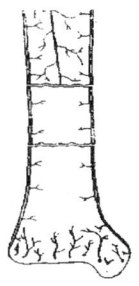

图 2-2　胫骨骨折对血运的影响

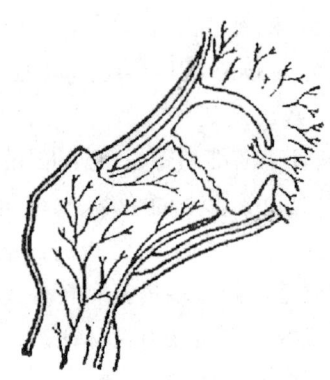

图 2-3 股骨颈囊内骨折对血运的影响

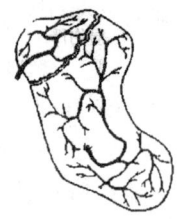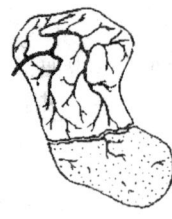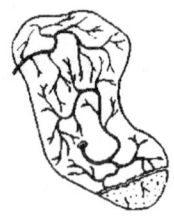

图 2-4 舟状骨骨折对血运的影响

(9)感染的影响:骨折部位的感染可以增加骨折端的坏死,因此,骨折端的坏死吸收就更明显,同时延长了局部的充血时间,直至感染被控制为止。血管再生和重建血运的爬行替代被延长,骨痂的形成和转化过程随之受到干扰,因而延迟了骨折的愈合。

(10)固定情况:固定在骨折的愈合过程中起着重要的作用,不恰当的内外固定,都可导致骨折的延迟愈合或不愈合。不适当的内固定材料如两种不同性质的金属内固定器材,或选用不适当的内固定材料,未能有效地固定两骨折端。另外反复手法整复,加重骨折断端的周围软组织损伤,使尖锐的骨端变钝,均可使骨折端接触的不良因素加重。骨折断端整复后仍成角,或接触面积不够,也是固定不良的人为因素之一。以上因素均能干扰骨折的愈合过程第一阶段,使骨折周围的再生毛细血管被撕裂,外骨痂失去早期稳定作用,使整个骨折的愈合过程的固定都有不稳定的因素存在,易造成骨折不愈合。

3.治疗方法的影响

(1)粗暴或反复多次手法复位,可损伤局部软组织和骨外膜,不利于骨折的愈合,应予以避免。手法复位的优点在于能较好地保持骨折部位的血液供应,但较难达到解剖复位,凡已达到功能复位标准者,则不宜再行复位以避免加重损伤。

(2)切开复位时,软组织和骨膜剥离过多,从而影响骨折断端血液供应,可能导致骨折延迟愈合或不愈合,应在严格的手术指征情况下使用,并尽可能少地干扰和破坏局部血液供应。

(3)开放性骨折清创时,过多地摘除碎骨片,造成骨质缺损,影响骨折愈合。

(4)骨折行持续骨牵引治疗时,牵引力过大,时间过长,未及时行 X 线片检查,导致骨折端分离,并可因其牵引张力使机化血肿内的毛细血管痉挛致狭窄而引起局部血液供应不足,也可使血肿机化过程中形成的细胞层被撕开,致骨断端分离,失去接触,从而导致骨折延迟愈合或不愈合。

(5)不合理的固定,如固定范围不够、骨折固定不牢固(石膏松动、内固定物应用不当等)、固定时间太短,骨折处仍可受到剪力和旋转力的影响,干扰骨痂生长,不利于骨折的愈合。

(6)过早和不恰当的功能锻炼,可能妨碍骨折部位的固定,影响骨折的愈合。应当指出的是,正确而恰当的功能锻炼,可能促进肢血液循环,消除肿胀,促进血肿吸收和骨痂生长,防止肌萎缩、骨质疏松和关节僵硬,有利于关节功能恢复。

五、骨折愈合的现代研究

1.影响骨折愈合的因子

骨形成是一个复杂过程。受多种激素、全身及局部生长因子调控。从骨基质和骨细胞及骨现已分离出多种骨源性生长因子、胰岛素样生长因子、成纤维细胞因子等。后者包括骨形态发生蛋白、白介素及前列腺素等。不同生长因子均可在骨组织反邻近软组织中出现。局部生长因子的主要作用为丝裂原反应、趋化、增殖、分化及溶骨活性,在骨形成的机制上,可调节细胞增殖、分化过程,合成基质。局部生长因子具有自分泌作用,作用于自身,还有旁分泌作用,作用于相邻成骨细胞,使骨折修复进行自我调节。

近年来研究表明,多种骨生长因子与骨折的愈合有关,它们共同作用可刺激成骨细胞的活性,调节局部成骨。如胰岛素生长因子Ⅰ和Ⅱ,血小板衍生生长因子、碱性成纤维细胞因子、转化生长因子等在炎性阶段可进一步刺激间充质细胞聚集、增殖及血管形成。骨形态发生蛋白有较强的诱导成骨活性和骨损伤修复作用。某些因子的缺乏,将影响骨折愈合。

2.中药对骨折愈合的影响

中药对促进骨折的愈合能起到独特的作用,中药促进骨折愈合的原因可能是由于中药影响了某些骨诱导因子的表达和释放的结果。

骨折的愈合过程中,在血肿机化期,应用丹参、郁金、桃仁、红花等活血化瘀药可以加快微循环血流速度,增加骨与周围组织损伤修复的过程,这样就可以改善骨折断端局部血液循环,清除血凝块及代谢产物。在原始骨痂形成期适时转向以接骨续损药为主,应用狗骨、自然铜等含有丰富胶原、钙盐、微量元素,参与蛋白合成酶代谢等,有利于骨质的修复。在骨痂改造塑形期,应用补益肝肾、强筋壮骨的药物,如鹿茸、人参、骨碎补等中药,可明显改善蛋白及糖代谢,促进蛋白多糖的合成及钙化,以顺利完成新骨的爬行替代过程。丹参、红花、人参、桃仁、田三七等活血化瘀药不仅能改善骨折断端局部血液供应状态,还可加快软组织的损伤修复和水肿的吸收,从而促进了骨折的愈合。

此外丹参、乌药、木香、人参、当归、赤芍、丹皮、桃仁、田三七等中药能在调整机体整体性反应的基础上,直接或间接起到抗感染作用。这对由于软组织损伤所造成的开放性骨折防止感染,促进骨折愈合是有意义的。

骨折后,损伤组织呈现局部炎性反应,进行剧烈的氧化还原反应,这些反应离不开一系列氧化酶的作用,而各种元素又是构成酶的活性物质。如中药狗骨中有大量胶原及磷酸钙、磷酸镁,自然铜、磁石中含有铜、铁元素,乌药、七叶莲中含有枸橼酸盐。

部分中药含有调节生长代谢的有效成分,有些具有促进骨生成的药理作用,直接或间接地影响了骨折的愈合。如骨碎补可以提高碱性磷酸酶的活性,促进蛋白多糖的合成。山楂、五味子、乌梅、益母草、五灵脂等含有丰富的维生素 C、维生素 A,在骨折的治疗中有促进骨折愈合的作用。

人参、鹿茸、淫羊藿、骨碎补、田三七、海藻、自然铜、血竭等众多药物可影响垂体-肾上腺系统发挥作用,有促进激素样作用。人体内分泌生长激素、甲状腺素、促甲状腺素、雄激素等对骨折愈合有促进作用,而皮质酮可以影响骨折的愈合。

3.西药对骨折愈合的影响

(1)对骨折的愈合有抑制作用的西药

①吲哚美辛:骨折愈合早期的炎症反应与前列腺素有密切关系,前列腺素可引起骨折断端血管扩张等一系列炎症反应。吲哚美辛可以抑制前列腺合成,同样前列腺素在炎症情况下的血管扩张作用被抑制,局部血流受到控制,组织缺氧、缺血,继而影响骨折愈合。易导致骨折迟缓愈合,甚至形成假关节。

②四环素族:四环素族药物可以永久性结合进钙化组织,可引起动物和人类胚胎骨骼的生长迟缓,并引起骨骺及干骺部位骨小梁的变形甚至折裂,对骨折的愈合也有影响。

③糖皮质激素:糖皮质激素可以影响骨的生长、骨的转化及骨缺损后的修复,长期服用糖皮质激素,易发生全身性骨质疏松,在骨折愈合过程中,糖皮质激素可以使血肿的吸收明显缓慢,肉芽组织的形成受到抑制。

④抗凝药:抗凝药可能减少凝血激酶的浓度,使骨折断端的纤维蛋白血块减少,并降低局部钙浓度。如肝素可以使骨折部位产生一个持续性血肿,形成一个显著的、持续的软骨骨痂阶段,从而延迟了骨折愈合。

⑤环磷酰胺:环磷酰胺对皮肤及骨骼均有影响,它可延迟新骨形成及骨断端的再吸收,使骨折的愈合延迟。

还有钙通道阻滞剂:维粒帕米、细胞毒素等也有抑制骨折愈合的作用。

(2)对骨折的愈合有促进作用的西药:现代研究证明,生长激素、促甲状腺激素、雄激素、苯妥英钠等对骨折的愈合有促进作用。

第二节　骨折迟缓愈合

一、概述

骨折经治疗后,愈合速度缓慢,已超出该类骨折正常临床愈合的最长期限(通常指的是 4个月),骨折断端尚未连接,且患处仍有疼痛、压痛、纵轴叩击痛、异常活动、功能障碍等现象,X线片上显示骨折断端所产生的骨痂较少,骨折线不消失,骨折断端无硬化现象,而有轻度脱钙。但骨痂仍有继续生长的能力,只要找出发生的原因,做针对性的治疗,骨折还是可以连接起来的,称之为骨折迟缓愈合。

二、病因

骨折迟缓愈合多由于过度牵引、粗暴或多次手法复位,整复位置不良,内外固定不稳固,骨折断端有组织嵌入,骨折段血运差,功能性失用,骨质疏松,手术过度剥离损伤骨膜,髓腔阻塞,周围软组织损伤严重或感染,营养不良,体质虚弱等原因所造成。

三、病理

内因固定不恰当引起者,常见于股骨颈囊内骨折后,骨折端往往存在剪力和旋转力,一般的外固定尚不能控制这两种伤力,比较理想的治疗是应用动力内固定或钢针闭合内固定。腕舟状骨骨折常存在剪式伤力,而局部血液供应也较差,应作较大范围和较长时间的内固定。感染引起者只要保持伤口的引流通畅和良好的制动,经过有效抗菌药物的应用,还是可以愈合的。如果感染伤口中有死骨形成或其他异物存留,应给予清除。过度牵引所致骨折断端分离较大,使骨折断接触面积减少,骨折愈合十分困难。

四、临床症状

患处有疼痛。局部水肿持久存在,压痛长期不消失,甚至在一个时期反而突然加重。

五、体征

患处有肿胀、压痛、纵轴叩击痛、异常活动、功能障碍等,关节挛缩与肌萎缩。骨传导音较健侧弱。

六、诊断要点

(1)明确病史(骨折外伤史)。

(2)临床症状与体征。

(3)影像学检查:X线照片上显示骨折断端所产生的骨痂较少,骨痂间无骨小梁形成,骨折线不消失,骨折断端无硬化现象,而有轻度脱钙,有假关节,根据骨折外伤史和临床表现、骨折临床愈合时间、影像学检查可以确诊。

七、治疗

骨折迟缓愈合,如果经过正确的处理,其临床症状可以转变,最终仍可达到骨性愈合。因此在治疗时宜针对病因进行治疗,消除妨碍骨折愈合的因素,为骨折愈合创造良好的条件,配合内外用药,骨折是完全可能愈合的。当过度牵引造成骨折断分离时,宜减轻牵引重量,结合主动功能锻炼及纵向叩击患肢,从而使骨折断端嵌插或紧密接触。如骨折断端牵开所致的分离较大,骨折愈合十分困难者,就应考虑行植骨手术治疗,促进骨折愈合。固定不当者,如外固定器具不能有效地控制骨折端而不利于骨折愈合的活动(扭转、成角、剪切),骨折断端间长期承受扭转及成角等剪式外力,造成一个分离面,则断端间多形成软骨及纤维组织。对于此种病例,只要骨折端对位尚好,利用自身肌肉的内在动力稳定骨折,使骨折断端间产生对向挤压作用而紧密接触、持续嵌插,可使愈合缓慢的骨折最终达到骨性愈合。感染所引起的迟缓愈合,只要保持伤口引流通畅,应用有效的抗生素和中药控制感染,骨折是可以愈合的。过度牵引所致者,应当减重量,使骨折断端回缩,鼓励患者进行肌肉舒适活动。如骨折断端牵开所致的分离较大,骨折愈合十分困难者,就应考虑行植骨手术治疗,促进骨折愈合。加强营养,补足钙、维生素及蛋白质等。予以电刺激。予以加压外固定架的应用。局部可以予以金葡素断端注射治疗,1周1次,连续2周。

八、预防

预防骨折迟缓愈合的方法是了解骨折发生的机制,熟悉骨折移位的倾向,尽量避免不必要的手术干预,尽量采取非手术复位法,以减少骨膜与局部血管的损伤。运送患者时骨折固定要稳妥,以减少局部损伤。早期应用无创、无痛的手法整复固定。固定稳妥后鼓励患者早期功能锻炼,去除骨折愈合的不利因素,增加骨折愈合的有利条件,避免迟缓愈合的发生。固定要完善,时间要充足。骨折固定期间,应注意活动非制动关节,早期离床活动,改善全身情况,防止并发症,有利于骨折愈合和功能恢复。断端间有软组织嵌入的应在复位时用手法解除,必要时行手术解除。避免感染,因手术后或开放性骨折的感染,可破坏骨折端的血运,对骨折愈合过程影响较大。注意用药,最有害的药物是可的松类药物,它使骨质疏松,改变骨的代谢,骨折后不宜服用。加强营养。

第三节　骨折不愈合

一、概述

骨折不愈合是指骨折所需愈合的时间再三延长(通常指骨折8个月后),骨折仍没有愈合,骨折愈合功能停止,骨折断端仍有异常活动,已形成了假关节,X线片显示骨折断端互相分离、间隙大、骨痂稀少,两断端萎缩光滑,骨髓腔封闭,骨折断端硬化或萎缩疏松者,称之为骨折不愈合。

二、病因

骨折本身条件差,如开放性骨折清创中过多地去除碎骨片,造成骨缺损,软组织严重剥离;骨折断端间有不利于骨折愈合的应力干扰,如肢体重力或肌肉收缩力对骨折端造成的成角、扭转和剪切应力;骨折端间夹有较多的软组织;感染,骨本身的感染和骨折端周围软组织的感染;骨折端复位不好,断端间有软组织嵌入,血供受阻,功能性失用;人为干扰如多次的手法整复,手术造成骨膜广泛剥离,内固定材料如接骨板与螺钉的反应,过度牵引,会导致神经损伤等。

三、病理

对造成骨折迟缓愈合的因素没有及时去除,发展下去就可造成骨不愈合。

依据X线片及术中病理所见,长骨干骨折不愈合可分为两种不同的病理类型。

1.肥大型

骨端硬化,髓腔闭塞,周围有肥大增生骨痂,但不连续。此类为血管丰富型,可分为3种亚型。①象腿型:有肥大丰富的而不连续的骨痂。②马蹄型:很少有肥大的骨痂,且骨痂质量差,不足以连接,可能伴有极少硬化。③营养性不良型:无肥大改变及骨痂,发生在骨折明显移位,或在骨折端未正确对位即行内固定。

2.萎缩型

骨端萎缩吸收,有的呈锥形,骨质疏松,骨端间有间隙,无明显增生骨痂。可分成以下4种亚型。①扭转楔状型:有缺乏血供的中间骨片,骨片近端骨有连接,另一端未愈合。②粉碎型:有一块或多块无血运的中间骨块,X线片上无骨痂。③缺损型:骨折端有骨缺损,虽断端有血运,但连接不能跨越缺损部位骨折端萎缩。④萎缩型:有骨缺损,其间瘢痕组织又缺乏成骨潜力,骨折端疏松萎缩(图2-5)。

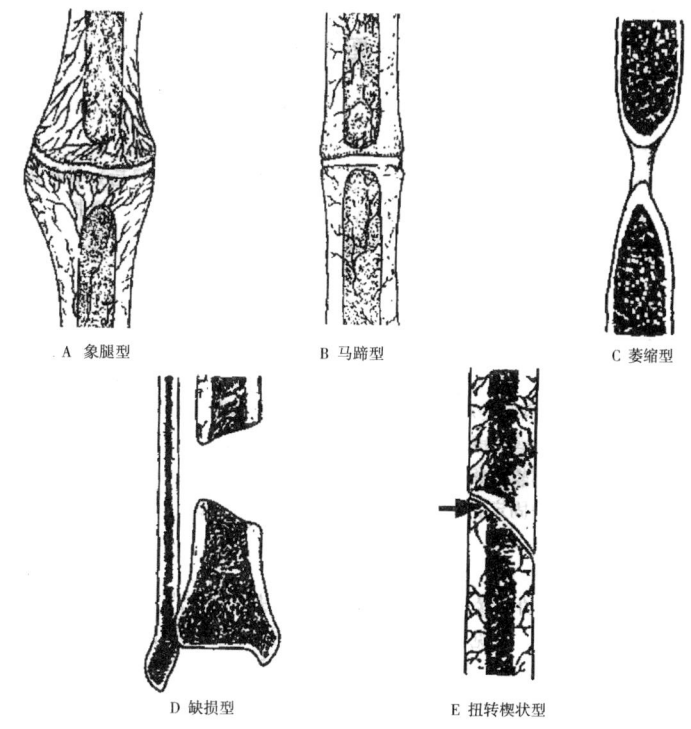

A 象腿型　　　　　　B 马蹄型　　　　　　C 萎缩型

D 缺损型　　　　　　E 扭转楔状型

图 2-5　骨折不愈合的类型

四、临床症状

患处疼痛不适。患处有压痛、纵轴叩击痛、异常活动、功能障碍等。

五、诊断

(1)明确病史(骨折外伤史)。

(2)临床症状与体征。

(3)影像学检查:X线照片显示骨折断端互相分离、间隙大、骨痂稀少,两断端萎缩光滑,骨髓腔封闭,骨折断端硬化或萎缩疏松者。

根据骨折外伤史和临床表现、影像学检查可以确诊。

六、治疗

一旦确诊后应行积极治疗,治疗一般应满足于以下三个方面的要求:①固定充分可靠,以保证骨折愈合过程的顺利进行。②有诱导成骨的因素。③骨折端良好的血运。至今植骨内固定仍是治疗骨折不愈合公认的行之有效的方法。

围手术期应注意以下几个方面:骨折周围需有足够的近乎正常的软组织及皮肤覆盖,如有硬化瘢痕形成,须先行植皮或理疗,以创造良好的生长环境;根除伤口感染的可能性,感染伤口需在伤口愈合后1～2个月才能手术治疗;骨折邻近关节和肌肉者,术前必须充分地活动关节,使已萎缩的肌肉和强硬的关节功能得到改善;术中要切除骨折断端之间的纤维瘢痕组织及硬化骨质,凿通髓腔,使骨端成为新鲜骨折;矫正畸形,正确复位,坚强固定;植骨要丰富,骨松质及骨皮质并用,术后采用适当的外固定。

1.植骨术

植骨术是治疗骨折不愈合的重要方法。它是指将任何一种骨组织移植到患者骨折两端或作骨缺损的填充手术。有自体骨移植与同种异体骨移植。以自体新鲜骨最理想。

常见植骨方法有:骨折断端周围植骨、上盖植骨、双侧上盖植骨、嵌入植骨、滑行植骨、髓腔内植骨、带肌蒂植骨、带血管蒂游离骨移植。

2.骨折端加压治疗

根据 Wolff 定律"活力对机械应力总是以对它最有利的结构性反应产生形态改变来适应,应力可以促进骨折的愈合"知骨折端加压治疗有助于骨折的愈合。不少实验证明,加压骨折端经放射性核素检验,可见骨折端的血运大为改善。加压又可在局部形成生物电效应,改变间质细胞的电性和电化学环境,使骨不连愈合。有骨外穿针固定架加压治疗、加压钉治疗、加压钢板治疗等。

3.电刺激治疗

根据 Wolff 定律,在骨质受压一侧为负电荷,可以促进骨折愈合,而分离一侧即受张力一侧为正电荷,使骨质吸收消失。因此可推论,体外电磁场可以使组织细胞产生反应有利于骨愈合。包括直流电刺激法、脉冲电磁场治疗。

4.诱导成骨治疗

近年的研究认为骨形态发生蛋白(bone morphogenetic proteinBMP),具有骨诱导作用,使间充质细胞的募集反应过程朝着形成软骨和骨的方向发展。诱导成骨必须具备三个条件:诱导刺激物、间充质细胞、有利于骨生长的血液供应环境。

七、预防

骨折不愈合的预防方法与迟缓愈合的基本相同。需要引起重视的是对大块破损,应及时尽早植骨治疗。近年来,应用骨形态发生蛋白治疗骨缺损,取得了较好的疗效,对于严重软组织剥脱,可行带血管蒂的皮瓣移植或肌瓣移植术,促进骨折愈合。

第四节　骨关节疾病治疗原则

骨伤疾病发生后,我们提倡尽量早的获得诊断和治疗。在这个过程中,我们要把握好以下几个原则:

1.诊断明确

任何疾病出现以后,我们都要通过各种手段对疾病有一个较明确的诊断。伤科有许多疾病的用药都相同,而且没有过多的不良反应,有些疾病因服用不同的药可以有一样的效果,同样可以得到治愈或缓解,我们要对患者有个明确的答案,让患者心里有个数,知道自己是何种疾病。

2.早期复位

在获得患者是骨折或脱位后,我们要尽量早的复位,解除疾病根本的原因,同时也有利于复位,有利于疾病的恢复。

3.早期固定骨伤疾病的骨折,脱位或软组织损伤

早期的绷带外固定很重要,不管是临时的或永久的都对疾病得到早期的治疗有帮助,有益而无害。

4.骨折患者的治疗原则

(1)动静结合:即固定与活动的有机统一。

(2)筋骨并重:即骨与软组织的并重。

(3)内外兼治:即局部与整体兼顾。

(4)医患合作:即医疗措施与患者的能动性密切配合。

5.软组织损伤的治疗原则

软组织损伤(脱位患者在复位以后就为软组织损伤)的治疗,其早期同样是以固定为主,不能使用揉、擦等手法以防软组织再损伤,再出血。软组织损伤的中后期可用手法治疗,帮助软组织恢复功能。

第三章　基层骨折治疗及康复方法

第一节　骨折的分类

(一)影响骨折移位的因素

骨折移位的程度和因素,一方面与暴力的大小、作用方向及搬运情况等外在因素有关,另一方面还与肢体远折段的重量、肌肉附着点及其收缩牵拉等内在因素有关。

大多数的骨折均有移位,骨折发生移位的因素有:①暴力的大小、作用方向及性质;②肢体(骨折)远侧端的重量;③肌肉牵拉力,此种力量经常存在,可因疼痛而增强;④搬运及治疗不当。

(二)骨折的移位方向

临床上有以下五种不同的移位见图 3-1,常合并存在:

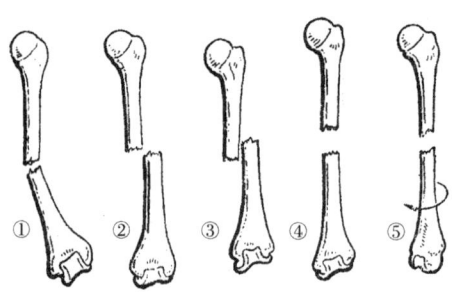

图 3-1　骨折的移位

1.成角移位

两骨折段之轴线交叉成角,以角顶的方向称为向前、向后、向内或向外成角。

2.侧方移位

远侧骨折端移向侧方。一般以近端为基准,以远段的移位方向成为向前、向后、向内或向外侧方移位。

3.缩短移位

又称重叠移位。骨折段互相重叠或嵌插,骨之长度因而缩短。

4.分离移位

两骨折段在同一纵轴上互相分离。

5.旋转移位

骨折段围绕骨之纵轴而旋转。

(三)骨折的分类

骨折的分类是决定治疗方法、掌握其发展变化规律的重要环节。分类的方法甚多,现将主要的分类方法如下:

1.根据骨折处是否与外界相通

(1)闭合性骨折:骨折处皮肤或黏膜完整,不与外界相通。

(2)开放性骨折:骨折附近的皮肤或黏膜破裂,骨折处与外界相通。

2.根据骨折的损伤程度及形态

(1)单纯骨折:骨小梁的连续性仅有部分中断者。此类骨折多无移位。

①裂缝骨折:或称骨裂,骨折间隙呈裂缝或线状,形似瓷器上的裂纹,常见于颅骨、肩胛骨等处。

②青枝骨折:多发生于儿童。仅有部分骨质和骨膜被拉长、皱褶或破裂,骨折处有成角、弯曲畸形,与青嫩的树枝被折时的情况相似。

(2)复杂骨折:并发神经、重要血管、肌腱或脏器损伤者。

(3)完全骨折:骨小梁的连续性全部中断者。管状骨骨折后形成远近两个或两个以上的骨折段见图3-2。此类骨折多有移位,根据骨折线的方向可分为:

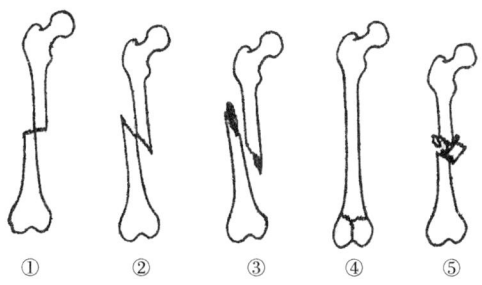

①　②　③　④　⑤

图 3-2　骨折的种类

①横断骨折:骨折线与骨干纵轴接近垂直。

②斜形骨折:骨折线与骨干纵轴斜交成锐角。

③螺旋形骨折:骨折线呈螺旋形。

④粉碎骨折:骨碎裂成三块以上,称粉碎骨折。骨折线呈"T"形或"Y"形时,又称"T"形或"Y"形骨折。

⑤嵌插骨折:发生在长管骨干骺端密质骨与松质骨交界处。骨折后,密质骨嵌插入松质骨内,可发生在股骨颈和肱骨外科颈等处见图3-3。

⑥压缩骨折:松质骨因压缩而变形,如脊椎骨及跟骨等见图3-4。

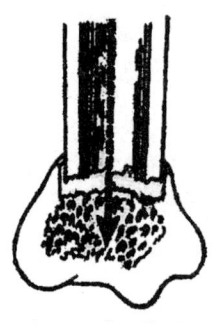

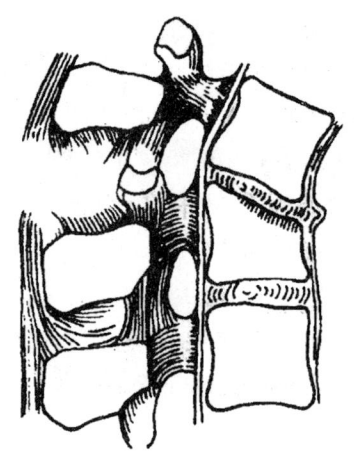

图 3-3　嵌插骨折　　　　　　　　　　　图 3-4　压缩骨折

⑦骨骺分离:发生在骨骺板部位,使骨骺与骨干分离,骨骺的断面可带有数量不等的骨组织,故骨骺分离亦属骨折的一种。见于儿童和青少年。

3.根据骨折整复后的稳定程度

(1)稳定骨折:复位后经适当外固定不易发生再移位者,如裂缝骨折、青枝骨折、嵌插骨折、横形骨折等。

(2)不稳定骨折:复位后易于发生再移位者,如斜形骨折、螺旋形骨折、粉碎骨折等。

4.根据骨折后就诊时间

(1)新鲜骨折:伤后 2~3 周以内就诊者。

(2)陈旧骨折:伤后 2~3 周以后就诊者。

5.根据受伤前骨质是否正常

(1)外伤性骨折:骨折前,骨质结构正常,纯属外力作用而产生骨折者。

(2)病理性骨折:骨质已有病变(如骨髓炎、骨结核、骨肿瘤等),经轻微外力作用而产生骨折者。

第二节　骨折的临床表现和并发症

一、骨折的临床表现

(一)受伤史

临床上应了解暴力的大小、方向、性质和形式(高处跌下、撞车、打击、机器绞轧等)及其作用部位,打击物的性质、形状,患者受伤现场情况,受伤姿势状态等,充分评判断伤情。

(二)骨折的一般表现

1.骨折的专有体征

畸形:骨折断端移位后,受伤局部形状的改变。

异常活动:在肢体没有关节的部位,骨折后可有不正常的活动。

骨擦音或骨擦感:骨折断端互相摩擦时,可听到骨擦音或感到骨擦感。

以上3种体征只要发现其中之一,即可确诊。

2.骨折的其他表现

(1)疼痛与压痛:骨折处均感疼痛,在移动肢体时疼痛更剧,经妥善固定后即可减轻或逐渐消失。触诊时,骨折处有局限性压痛。

(2)局部肿胀与瘀斑:骨折时,骨髓、骨膜及周围软组织内的血管破裂出血。在闭合性骨折周围形成血肿,在开放性骨折血液可经创口流出。软组织亦可因受伤而发生水肿,患肢显著肿胀。皮肤可发亮,产生张力性水疱。严重时可阻碍静脉回流,使骨筋膜室内压力增高,甚至可阻碍动脉血液循环。表浅部位的骨折如胫骨、尺骨等骨折,血肿表浅,受伤1～2日后,由于血红蛋白的分解,皮下瘀斑可变为紫色、青色或黄色。

(3)功能障碍:骨折后由于作为肢体内部支架的骨骼断裂和疼痛,使肢体丧失部分或全部活动功能(嵌插骨折及裂缝骨折等不完全骨折仍可有部分活动)。

以上3项可见于新鲜骨折,也可见于软组织损伤及炎症。

(三)骨折的全身表现

1.休克

多见于多发性骨折、股骨骨折、骨盆骨折、脊柱骨折和严重的开放性骨折。患者常因广泛的软组织损伤、大量出血、剧烈疼痛或并发内脏损伤等引起休克。

2.体温

一般骨折后体温正常,只有在严重损伤如股骨骨折、骨盆骨折有大量内出血,血肿吸收时,体温略有升高,通常不超过38℃。开放性骨折伤员体温升高时,应考虑感染。

(四)X线检查

借助X线检查对于了解骨折的具体情况有重要参考价值。X线摄片检查显示临床检查难以发现的损伤和部位,如不完全性骨折、体内深部骨折、脱位时伴有小骨片撕脱等。

二、骨折的并发症

骨折的并发症的诊断和及时的处理是每个骨科医生都必须熟悉的问题。受暴力打击后,除发生骨折外,还可能有各种全身或局部的并发症。有些并发症可于短时间内影响生命,必须紧急处理;另一些需要与骨折同时治疗;有的则需待骨折愈合后处理。因此,必须做周密的全身检查,确定有无并发症,然后决定处理方法。

(一)外伤性休克

休克(shock)是机体受到各种有害因素的强烈侵袭,迅速发生的神经、内分泌循环和代谢等重要功能障碍,以致有效血液循环血量减少,组织灌注不足所导致的细胞缺氧、代谢紊乱和功能受损的一种综合征。

(二)感染

开放性骨折如不及时清创或清创不彻底,有发生化脓性感染或厌氧性感染的可能。

(三)内脏损伤

1.肺损伤

肋骨骨折可合并肺实质损伤或肋间血管破裂,引起血胸或闭合性气胸、开放性气胸、张力性气胸、血气胸等。

2.肝、脾破裂

暴力打击胸壁下段时,除可造成肋骨骨折外,还可发生肝或脾破裂,特别在有脾肿大时更易破裂,形成严重内出血或休克。

3.膀胱、尿道、直肠损伤

耻骨和坐骨支同时断裂时,容易导致后尿道损伤,若此时膀胱处于充盈状态,则可被移位的骨折端刺破,这种膀胱损伤多为腹膜外损伤。骶尾骨骨折还可并发直肠损伤。

4.重要血管损伤

多见于严重的开放性骨折和移位较大的闭合性骨折。如肱骨髁上骨折伤及肱动、静脉见图 3-5,股骨髁上骨折伤及腘动脉、静脉,胫骨上段骨折伤及胫前或胫后动、静脉。动脉损伤可有下列几种情况:

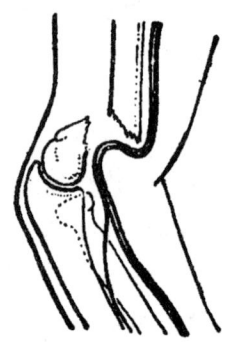

图 3-5 肱骨髁上骨折致肱动脉损伤

(1)开放性骨折合并动脉破裂则鲜血从伤口喷射流出;

(2)由于骨折压迫或刺伤可发生血管痉挛,使血流不畅或完全不通,导致血栓形成;

(3)动脉被骨折端刺破,形成局部血肿,后期可形成假性动脉瘤,若相邻的动脉、静脉同时被刺破,可形成动脉、静脉瘘。重要动脉损伤后,肢体远侧疼痛麻木、冰冷、苍白或发绀、脉搏消失或减弱。

5.缺血性肌挛缩

这是骨筋膜室综合征产生的严重后果。上肢多见于肱骨髁上骨折或前臂双骨折,下肢多见于股骨髁上或胫骨上端骨折。上下肢的重要动脉损伤后,血液供应不足或因包扎过紧超过一定时限,前臂或小腿的肌群因缺血而坏死。神经麻痹,肌肉坏死,经机化后,形成瘢痕组织,逐渐挛缩而形成特有的畸形——爪形手、爪形足,可造成严重的残废见图 3-6。

6.脊髓损伤

多发生在颈段和胸、腰段脊柱骨折脱位时见图 3-7,形成损伤平面以下的截瘫。

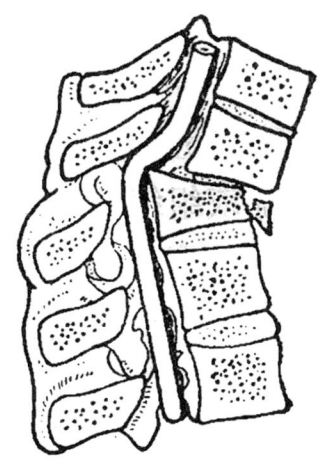

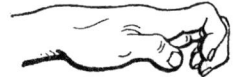

图 3-6 缺血性肌挛缩典型畸形

图 3-7 脊柱骨折脱位时致损伤脊髓

7.周围神经损伤

早期可因骨折时神经受牵拉、压迫、挫伤或刺激所致。后期可因外固定压迫、骨痂包裹或肢体畸形牵拉所致。肱骨干骨折可合并桡神经损伤见图 3-8,肱骨内髁骨折合并尺神经损伤见图 3-9,肱骨髁上骨折合并正中神经损伤,腓骨小头上端骨折可合并腓总神经损伤。神经损伤后,其所支配的肢体范围即可发生感觉障碍、运动障碍,后期出现神经营养障碍。

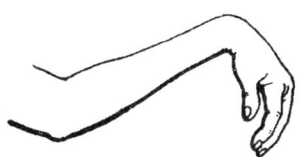

①腕下垂、拇指不能外展和背伸

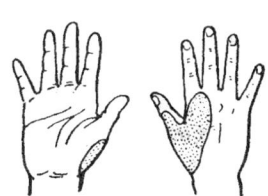

②感觉障碍区

图 3-8 桡神经损伤

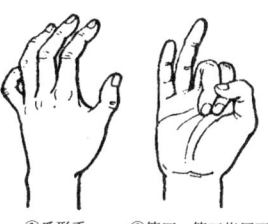

①爪形手　②第四、第五指屈不全

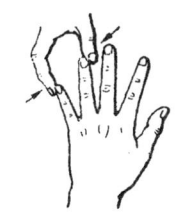

③第四第五指不能外展和内收

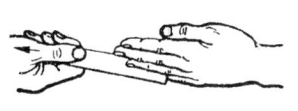

④第四、第五指不能夹紧纸片

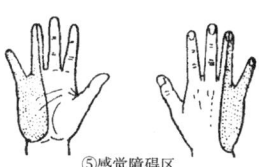

⑤感觉障碍区

图 3-9 尺神经损伤

8.脂肪栓塞

此为少见而严重的骨折并发症,近年来随着复杂损伤增多而发病率有所增加。成人骨干骨折,髓腔内血肿张力过大,骨髓脂肪侵入血流,形成脂肪栓塞堵塞血管,可以引起肺、脑等重要脏器或组织的缺血,因而危及生命。

9.坠积性肺炎

下肢或脊柱骨折,须长期卧床,致肺功能减弱,痰涎积聚,咳出困难,引起呼吸系统感染。老人常因此而危及生命,故患者在卧床期间应多作深呼吸,或主动拍胸背,咳嗽帮助排痰,注意练功活动。

10.褥疮

严重损伤昏迷或脊椎骨折并发截瘫者,某些骨突部(如骶尾、后枕和足跟等处)受压,而致局部循环障碍,组织坏死,形成溃疡,经久不愈。故应加强护理,早作预防。对褥疮好发部位要保持清洁、干燥,给予定时翻身、按摩,或在局部加棉垫、毡垫或空气垫圈等,以减少压迫。

11.尿路感染及结石

骨折长期卧床或合并截瘫者,长期留置导尿管,若处理不当,可引起逆行性尿路感染,发生膀胱炎、肾盂肾炎等。要在无菌条件下,定期换导尿管和冲洗膀胱,并鼓励患者多饮水,保持小便通畅。

12.损伤性骨化(骨化性肌炎)

关节内或关节附近骨折脱位后,因损伤严重、急救固定不良、反复施行粗暴的整复手法和被动活动,致使血肿扩散或局部反复出血,渗入被破坏的肌纤维之间,血肿机化后,通过附近骨膜化骨的诱导,逐渐变为软骨,然后再钙化、骨化。在X线照片上可能见到骨化阴影。临床上以肘关节损伤容易并发,常可严重影响关节活动功能。

13.创伤性关节炎

关节内骨折整复不良或骨干骨折成角畸形愈合,以致关节面不平整或关节面压力状况改变,可引起关节软骨面损伤,形成创伤性关节炎。

14.关节僵硬

骨折后随着固定时间延长可逐渐发生关节的纤维性僵硬和骨性僵硬。严重的关节内骨折可引起关节骨性僵硬。长期外固定可引起关节周围软组织粘连和肌腱挛缩,导致关节活动障碍。因此,应抽净关节骨折患者的关节内积血。固定的范围和时间要恰到好处,并早期进行关节的练功活动。

15.缺血性骨坏死

骨折断端的血供障碍可发生缺血性骨坏死,以股骨颈骨折并发股骨头坏死、腕舟骨腰部骨折并发近侧段坏死为多见。

16.迟发性畸形

少年儿童骨骺损伤,可影响该骨关节生长发育,日后逐渐出现肢体畸形。肱骨外髁骨折可出现肘外翻,尺神经受牵拉而出现爪形手畸形。

另外,临床上骨科处理的并发症包括:①止血带应用的并发症;②小夹板固定的并发症;③石膏固定的并发症;④骨科牵引的并发症;⑤骨外固定架应用的并发症;⑥造影的并发症;⑦关节镜的应用的并发症等。是骨科康复治疗的重要课题,应引起重视。

在治疗骨折时,应尽最大努力,积极预防和及时妥善治疗这些骨折并发症。

第三节　骨折治疗的原则

一、骨折的修复

骨折的愈合是指骨折断端间的组织修复反应过程,这种修复反应有别于其他一般组织修复的瘢痕形成,而是最终产生与骨的原有模式或几乎一致的组织。

骨折愈合的特点是新骨形成(即骨痂)。新骨修复骨折缺损区,使骨折连接,实际上是骨损伤的再生。如修复完全,仅有新骨的塑形,不遗留瘢痕。在人体所有损伤组织的修复中,它是最特殊的、非凡的。

骨折修复的进程常划分为骨折的炎症期、骨痂形成期和塑型期。这三个进程常常是相互交织不能截然分开的。其中炎症期细胞浸润、增殖与分化最活跃,毛细血管增长最旺盛。有关骨折修复的组织形态学改变,教科书中已详述,并在细胞学水平的研究方面已很深入,基本上阐明了骨折愈合形态学的规律性,此处不再赘述。但调节这些细胞的增殖与分化、起动和控制因素,以及骨基质合成和矿物化进程的分子生物学研究,尚未达到解决骨折修复进程的许多基础问题。尤其对骨折愈合缓慢的分子生物病理学,更需进一步探索。

二、骨折愈合的临床标准

以骨折愈合的强度和硬度作为骨折愈合的判断标准最可靠,但目前尚无无损伤的检测手段可供应用。

骨折愈合的临床标准,是指骨折愈合的坚固性已能承受一般负载活动,不再需要外固定或外支架保护的时机。一般认为:骨折已接连,在一般活动时局部无疼痛及压痛;X线显示骨小梁已通过骨折线,或骨折端已有大量外骨痂形成,并已跨过骨折线,骨痂 X 线密度显示中等以上(与皮质骨骨密度对比)。采用外固定方法治疗的骨折,在其尚未达到上述标准前,不应过早撤除外固定以防再骨折,但可以减少外固定的强度,以适应关节早期活动,恢复关节功能;并使骨折段获得相适应的应力刺激,促进骨痂成熟以增强它的硬度和强度。长骨干骨折,如早期采用加压钢板内固定治疗,骨折段无明显外骨痂生长,X 线照片因不能显示皮质骨骨痂和内骨痂的数量,所以判断骨折的早期愈合比较困难。老年人常有骨质疏松,骨的强度和硬度减弱,故极易再骨折,尤其是下肢负重的骨折更应重视。如骨折已达到临床愈合标准,撤除固定后的早期,仍应扶拐杖保护,以在减轻下肢的负重量下进行功能活动,再过渡到正常活动为宜。

三、骨折的治疗原则

老年骨折治疗应力争早期使用伤肢,早期离床活动,预防并发症,从而达到高质量的生活要求。这一点对高龄老人尤为重要。

骨折治疗的一般原则包括:骨折整复,使移位的骨折段复位,恢复原有的几何形状至稳定状态;骨折固定,保持骨折复位后的稳定状态,提供骨折端的抗应力保护,防止骨折再移位,直至骨折愈合;无痛的功能锻炼,促进骨折愈合,恢复关节功能和肌力,预防骨折病——肢体慢性水肿、软组织萎缩和挛缩、骨质疏松和关节僵硬等。这些原则,老年人与青壮年相似,而老年人则更为突出。

(一)骨折整复

骨折达到解剖复位,不仅能增加骨折端的稳定性,而且骨折愈合后能保持骨原有的几何形状和生物力学的特性。骨折的功能复位,骨折愈合后常遗留一些骨的形状和功能上的缺失,常常需要依靠其他部位的代偿功能来弥补。如代偿功能超过其他部位的力学适应性,后期将会促进关节的退行性变。但为了追求骨折的解剖复位,反复多次进行手法整复能加重骨折周围软组织损伤,包括骨膜;不仅影响骨折愈合,而且可造成其他并发症,这是不可取的。

(二)骨折固定

从生物力学和生物学的要求出发,合理的骨折固定应该是:①骨折早期,能牢固地稳定骨折端不再发生移位,保护新生修复组织生长不发生断裂应变。②当骨痂形成并逐渐成熟时,骨折端对抗机械力的强度逐渐上升,固定的强度应与其相适应逐渐降低,使骨折段能逐渐承受适宜的应力刺激,促进骨折愈合。③骨折固定后能提供关节、肌肉早期无痛运动,促进功能恢复。

(三)功能锻炼

功能锻炼是骨折治疗的重要环节之一。在骨折治疗期间,早期功能锻炼的概念是指有限负荷下关节、肌肉的无痛运动,直至骨折坚固愈合后;并要依据骨折复位和固定的稳定程度,在骨折愈合的不同阶段逐渐增加,切不可超过骨折修复组织的应变耐受性。否则,在骨折早期可造成骨折段再变位;在骨折愈合的中、晚期,已形成的骨痂可被再折断和再吸收,甚至出现骨折畸形愈合、延迟愈合和不愈合。骨折愈合后应继续锻炼,直到关节功能和肌力完全恢复。

(四)在治疗期间积极预防系统器官并发症

老年人因卧床引起的系统器官并发症主要有:心肺功能不全,坠积性肺炎,泌尿系统感染,脑血栓形成和下肢血栓性静脉炎等,要积极防治。尤其是有潜在疾患时,更应注意。

治疗骨折的原则有三:①复位;②固定;③功能锻炼。复位是将移位的骨折断端恢复正常或近乎正常的解剖关系,重建骨骼的支架作用。但骨折愈合需要一定的时间,因此还得用固定的方法将骨折维持于复位后的位置,待其坚固愈合。功能锻炼的目的是在不影响固定的前提下,尽快恢复患肢肌肉、肌腱、韧带、关节囊等软组织的舒缩活动,防止发生肌肉萎缩、骨质疏松、肌腱挛缩、关节僵硬等并发症。

中西医结合治疗骨折正确贯彻了固定与活动相结合(动静结合)、骨与软组织并重(筋骨并重)、局部与全身兼治(内外兼治)、医疗措施与患者的主观能动性密切配合(医患合作)等治疗观点。能做到骨折复位不增加局部软组织损伤,固定骨折而不妨碍肢体活动,因而可以促进全身血液循环、增强新陈代谢,加速骨折愈合,而且可使骨折愈合和功能恢复齐头并进。

四、骨折的治疗方法

(一)骨折外固定

骨折复位采用外固定治疗是现今最常用的方法之一,适用于绝大多数的骨折。其优点是:①骨折局部有良好的血供及软组织附着,有利骨折愈合,无手术内固定的并发症。②允许骨折端有动力应变,能促进骨折愈合。骨折以自然愈合的模式愈合,有丰富的外骨痂形成和较多的骨塑型,骨折愈合强度大。

但对骨折的固定应达到下列要求:①外固定要达到骨折固定的是够强度,能保护骨折愈合进程中修复组织不产生断裂应变。骨折段的动力应变应保持在骨折端密切接触负荷下,产生骨内部的变形。如两骨折端分离有间隙存在,骨折段的动力性活动如超过修复组织的耐受性,将影响骨折的愈合。②外固定要达到有效的控制两折段的成角应力和旋转应力。在骨折愈合过程中,对来自额状和矢状位的活动和轴向压应力的耐受性大,有利刺激骨痂生长;对折角应力和旋转剪切应力的耐受性小,所以后者必须得到控制。③外固定不能造成压迫性的血循环障碍,以及软组织的压迫性坏死。

骨折外固定常用的方法有石膏绷带外固定、小夹板外固定和外固定器固定 3 种。

1.石膏绷带外固定

石膏绷带外固定是传统的骨折外固定方法,使用范围较广,至今仍被普遍应用。石膏粉末吸水后结晶,可按人体不同部位的形状塑形成适合体形的各种石膏型固定骨折。石膏干固后十分坚硬,依靠它的硬度经软组织传递到骨折端使骨折稳定,从而达到骨折的固定目的;而不是靠石膏对骨折端的直接压迫而获得骨折的稳定,二者有严格的区别。石膏内肌肉的收缩运动不仅能促进骨折区的血循,而且收缩的肌肉横径增大产生压力,也能促进骨折端的稳定性。石膏固定包括骨折的上下两个关节,对控制骨折段的折角应力和旋转应力也很有利。石膏对皮肤无刺激性,适用于各个部位比较稳定的骨折,但对粉碎骨折和斜形骨折的固定不易保持骨的长度。

缺点是固定范围必需包括骨折的上下两个关节,不利关节早期功能锻炼。应用时应遵守技术操作规范不能包扎过紧或过松,不能有局部压迫;骨隆凸处要放弹性衬垫保护,以防褥疮。肢体肿胀期要密切观察肢端血循,肿胀消散后要及时更换,以免过松后骨折再移位。

新近研制成高分子合成材料的绷带,带网孔透气性好,坚固而轻便,不怕水浸,可带着下水洗浴,方便生活;并有逐渐取代传统石膏的趋势。缺点是干固快,工作时间短,不便塑形。

老年人皮下组织和肌肉有萎缩,皮肤松弛,石膏外固定常常达不到充足稳定骨折的目的,不及青壮年可靠,尤其是高龄老人。

2.小夹板局部外固定

夹板用柳木制成各种类型的小夹板,厚 2～3mm,内侧面附衬垫。柳木的弹性好,制成的小夹板富有弹性。使用时先在骨折移位的应力点上放置弹性固定垫,再盖上夹板,用绷带捆扎在骨折的肢体上固定骨折。

小夹板外固定骨折,不包括骨折的上下关节,便于关节和肌肉早期运动。小夹板的固定作用是依靠它的硬度,经软组织传递到骨折端使骨折稳定。肌肉收缩时肢体横径增大,使夹板和固定衬垫与肢体之间产生压力,传递到骨折端可增强骨折端的稳定作用。

小夹板外固定不能控制骨折的轴向移位和对抗旋转应力,所以常用于比较稳定的骨折,如肱骨干骨折、小腿骨折、前臂骨折和桡骨下端骨折。缺点是要随时调整固定的松紧度。若过紧可并发缺血性肌挛缩,并不少见;过松则骨折常发生变位,肢体浅表静脉受压迫,常有肢端肿胀,老年期应用可发生指关节挛缩和僵硬,应注意预防。

3.骨折外固定器

早在美国南北战争时应用的体外钢板固定,可以说是现今外固定器的雏形。至 1924 年 Abott 应用此原理设计了胫骨延长器作小腿延长用于临床,应用穿骨的固定针直径是 2mm, 由于针细发生切割,感染率高而放弃。至 1936 年 Anders 将骨穿针增粗到 3.2～3.6mm 并增强了接连杆刚度,改进了针与杆的接头装置,增加了固定强度,减少了针的切割和感染率,从而又引起许多学者的兴趣,应用于临床骨折的治疗。于是各种各样的外固定器装置相继问世,如 Hoffmann 外固定器、Wagner 外固定器、rut3APOB 全环式外固定器、Fisher 半环式外固定器,以及其他类型的外固定器等式样繁多,有单式应用的,也有组合应用的,并已发展到四肢长骨干、髋骨、骨盆和手部骨折的治疗。在国际上成立了外固定器学会,并已成为现今治疗骨折的一个重要学派。

外固定器对骨折的固定原理与静力性髓腔棒连锁内固定的原理(见髓腔针内固定)相似。它通过骨折上下段的皮穿骨针的尾部与支撑连接杆的连锁,来达到骨折的固定作用。骨折固定的强度取决于骨穿针和支撑连杆的刚度和截面的直径,既可达到骨折的加压固定,也可达到稳固的弹性固定,取决于临床骨折治疗的需用。

优点是:

(1)外固定器装置的安装对骨和软组织损伤小,不影响骨折段软组织的包绕,无髓内针和钢板螺钉内固定的并发症;闭合骨折手法复位后用外固定器固定,不破坏骨折的原始血肿。

(2)开放性骨折有利于伤口的处理。

(3)可早期活动关节进行功能锻炼。

(4)对粉碎性骨折的治疗能保持骨的长度。

缺点是:针道容易感染,甚至造成皮肤切割伤;有时需要 X 线定位下穿针。

临床使用要熟悉各型的装置结构方能应手。有关操作方法请参考有关文献和专著,此处不再赘述。

(二)骨折内固定

骨折内固定是现代骨折治疗的重要手段之一。它能提供骨折段稳固的抗应力保护,促进骨折修复的生物学反应,促进骨折愈合;又能在早期无痛下活动关节,进行功能训练。骨折愈合后基本上能保持骨原有的几何形成和生物力学结构,并能早期使用伤肢。尤其是对老年下肢骨折的治疗,能使患者早期离床活动,对预防系统器官并发症更有积极意义。

1.金属内固定材料

20 世纪 30 年代不锈钢和钴钼铬合金问世以及 60 年代钛和钛合金问世,从而开创了骨科应用金属材料植入人体的新纪元,促进了内固定技术和人工关节置换术的进展以及新材料的研制,成为现代骨科新进展的里程碑之一。

(1)金属内固定材料的种类:适合植入人体的金属内固定材料,常用的有下列几种。

1)不锈钢系列:不锈钢系列均为奥氏体的铁基合金,常用的牌号成分有以下几种:

①0Cr18Ni9T1 和 lCr18Ni9Ti:以奥氏体不锈钢为基础,再加入钛元素,使材料具有较高的抗晶间腐蚀性能,在一些有机酸和无机酸中,尤其是在氧化性介质中具有较好的抗腐蚀性。0Cr18Ni9Ti 不锈钢的强度较 lCr18Ni9Ti 稍低,但耐腐蚀性能较后者好。

②0Cr18N113Mo3 和 00Cr18N113M03：镍元素含量较 0Cr18Ni19Ti、lCr18Ni9T1 稍高，加入了钼元素，并相应减少硫、磷等杂质，从而提高了材料的硬度和耐腐蚀性。镍在不锈钢中的主要性能是防锈、抗腐蚀、提高材料的韧性。钼的性能是提高材料的硬度和抗腐蚀性。

③316 与 3161、317 与 317L：均为美国牌号的不锈钢。其中 316、317 牌号相当中国牌号 00Cr18Ni13Mo3 不锈钢。"L"表示低碳，与中国牌号"00"相当。碳在不锈钢中性能主要是增加材料的硬度以及抗氧化作用，故 316L、317L 的硬度较 316、317 低。316 与 317 的区别仅是含钼量不同。后者钼含量稍高，故材料的硬度、强度和耐酸性能较前者好些。

316、316L、317、317L 牌号的不锈钢惰性好、耐蚀性强。它的机械性能也适合制作内固定材料，是目前国际选用最广的医用不锈钢材料。

2）钴、铬、钼合金：它是钴基奥氏体结构的合金。钴的硬度大，耐腐蚀性好；钼在合金中含量较不锈钢系列高，故合金的硬度大，具有良好的耐腐蚀性。缺点是钴对细胞的毒性较大，植入人体后也可能引起过敏反应，甚至有致癌作用；而且价格昂贵，制品加工困难，现已少用。

钛元素较活泼，晶体表面极易氧化。材料表面氧化后形成一层钝性氧化膜，性质稳定、惰性大、耐酸、耐腐蚀性和组织相容性好，对细胞的毒性极低，而且质量轻。但它的抗拉强度和屈服强度均较不锈钢、钴铬钼合金低。弹性模量接近人体骨皮质，作为骨折内固定材料有其优点，并有广泛应用价值。

①纯钛：国产牌号有 TA1、TA2、TA3 三种材料。纯钛的硬度低、质轻、不耐磨。如在真空 800℃氮化炉中经表面氮化后，可增加它的硬度、耐腐蚀性和惰性。氢溶于钛，在材料内部形成金属氢化物，能增加材料的脆性。晶体表层的氧化膜在烧结时释放氧元素，并能迅速向晶间扩散，形成氧扩散性孔洞；尤其是含有 SiO_2、MgO 等杂质时更易发生。这些因素常是纯钛材料容易断裂的原因，故此在冶炼和烧结工艺时要尽量排除其中的氢、氧和其他杂质。

②钛基合金：钛基中然、铬、镍元素向钛晶间扩散较钛在镍基中扩散大 3000 倍。铁元素在钛合金中易氧化、生锈并使含氧量升高，增加了材料的脆性和硬度，降低材料的延伸率、冲击韧性和耐腐蚀性。所以钛基合金的含铁量要少。铝元素是 3 价。铝在钛合金中能排除钛原子周围的氢原子，阻止合金氧化物形成。钼在钛合金中对还原酸介质有优异的耐腐蚀性，并能提高钛合金的硬度。钒能提高钛合金的硬度、耐磨性和耐腐蚀性。所以，钛合金的硬度和惰性也相对地较纯钛好。

常用的钛合金内固定材料有两种。

Ti-6Al-4V：国产牌号为 TC4。其硬度和耐腐蚀性大于纯钛，而且质轻是目前较为常用的内固定材料之一。

保钛形状记忆合金：材料的组织相容性好，耐腐蚀性能强。它在低温下可产生可塑性变形，当温度升高后又能恢复原来形状，故可制成特殊需要的内固定用品，如"门"形钉和 Ender 针等。但它的记忆复形的机械强度有限，目前常不能广泛应用，还需进一步研究。

金属内固定材料的耐腐蚀性，主要依靠材料表面形成的钝性膜，使其成为钝性金属植入人体才具有惰性。金属材料的钝化与金属表面的光洁度成正比，制成品应达到 1 级光洁度。

不锈钢、钛和钛合金的机械性能见表 3-1。

表 3-1　不锈钢、钛及钛合金的机械性能

材料	弹性模量(美国金属手册)	材料	弹性模量(美国金属手册)
316	193GPa(28.0×10⁶ psi)	0Cr18N19Ti	193GPa(28.0×10⁶ psi)
316L	200GPa(29.0×10⁶ psi)	1Cr18Ni9Ti	193GPa
317	193GPa(9Q.0×10⁶ psi)	TA1	103GPa(15.0×10⁶ psi)
317L	200GPa(90.0×10⁶ psi)	TA2	103GPa(15.0×10⁶ psi)
0Cr18Ni13Mo3	193GPa(28.0×10⁶ psi)	TA3	107GPa(15.5×10⁶ psi)
00Cr18Ni1 3Mo3	200GPa(90.0×10⁶ psi)	TA4(T-6AI 4V)	107GPa(15.5×10⁶ psi)

(2)选择金属内固定材料的原则:用金属材料制作的内固定物,包括接骨板-螺钉、钉和钉—板、髓腔内固定针和钢丝四大类。制作这些成品选用的金属原则如下。

①金属材料的惰性要大,在人体液中各种离子、氧化剂、还原剂、氯化物和酶系统中无电解和腐蚀作用。实际上这种惰性是相对的,长期留在体内无离子化也是不可能的。据金属内固定物种和人工关节假体植入体内 1 年以上的检测,脑、肾、肝脾和肺组织的金属元素含量,均超过正常水平,甚至高达几倍。虽然无临床表现,但是否影响细胞生理,有待研究。

②金属材料的机械性能应与骨组织相适应,内固定的强度和刚度要满足一般重力负荷的要求,并能足以对抗体重、肌肉收缩以及外来的一般应力。材料的弹性模量和弹性变形率越接近骨组织,对骨折修复越有利。

③金属工业材料不能选作医用植入用材。

④金属材料的组织相容性要好,植入人体无毒性,无过敏反应和致癌作用。

(3)金属材料的质量检测:各种金属内固定材料的化学成分,虽有国家标准和国际标准,但其成品常常不符合要求。原因是工艺流程常影响其质量,并可掺入杂质。所以出厂材料要做质量检测,至少要包括下列内容。

①一批产品要作抽样成分分析,确定材料成分是否符合标准。

②耐腐蚀性能,至少要用生理盐水浸泡 48 小时,镜下观察其表面有无生锈。

③细胞毒性检测,常用的方法是细胞体外培养,观察材料是否影响细胞的形态和生长,有无毒性。但从可靠性看,活着的细胞不能代表仍能保持活力。严格的检测应用³H-thymidine标记和 Lactate dehydr. Genase release 染色,才能显示细胞有无活力,材料有无毒性。

④金属的过敏检测,有无过敏反应。

⑤植入兔或狗体内 6 个月后,包绕材料的纤维膜不能超过 0.03mm 厚度,方可作为植入材料应用(ASTM:F-4 标准)。

⑥X 线或 B 超检查,材料的内部晶体不能有空洞和微裂。

经检验和临床应用证明:钴对细胞的毒性最大,钛的毒性最小。Cr18Ni13Mo3、00Cr18Ni13Mo3 和 Ti-GAl-4V 材料的耐腐蚀性、组织相容性和机械性能均较好,适合临床应用。lCr18Ni9Ti 及 oCr18Ni9Ti 不及前者,植入体内常有生锈,耐腐蚀性差;植入后纤维包膜厚度超过 0.5mm,组织相容性差,不应再选。

(4)临床应用注意事项

①金属内固定物的表面光洁度要好,如有粗糙面、划痕和裂纹存在,表示表面的钝化已遭破坏,不能应用。

②金属表面静电负荷吸附污物微粒,术前要清洗。

③内固定材料只能应用一次,不能重复应用。若重复应用,材料的机械强度和耐腐蚀性能都降低,易产生金属疲劳,常出现弯曲、折断和生锈,从而导致治疗失败。

④关于不同金属材料混合使用问题,尚有争议。过去认为:不同金属混合使用在体内可导致电蚀现象,致使接骨板-螺钉因腐蚀而松动,从而使内固定失效。现今查明,某些钝性合金材料混合使用,并不增加腐蚀作用。如钛或钛基合金与不锈钢材料混合使用,以及不同奥氏体的不锈钢材料混合应用,并不增加腐蚀作用,而且似乎有互相保护作用。但从惯例出发,尽量不采用不同材料混合应用好。

⑤螺钉的机械性能和耐腐蚀性,仍然问题很多,常常出现下列问题:

用接骨板-螺钉内固定后,应力常常集中在螺钉的颈部,容易折断;也可造成其中 1 枚或 2 枚螺钉受力过大,从而导致其周围的骨质吸收而松动。

螺钉在骨上的内固定力,依靠螺纹与骨咬合面上的剪应力。螺纹的弹性模量和弹性形变率又与咬合面内骨组织不一致。通常螺纹的弹性模量过高,而弹性形变率又远远低于骨组织,从而导致螺纹内骨的吸收。

已经松动的接骨板-螺钉内固定,活动的接骨板与螺钉的头、颈部摩擦,不仅能破坏材料表的钝化膜,产生金属腐蚀,而且能产生游离的金属微粒扩散,进而引起异物-巨噬细胞反应和局部肉芽肿形成,促进骨吸收。

所以,接骨板-螺钉内固定后出现 1 枚或多枚螺钉周围的骨吸收,其原因包括螺钉的腐蚀作用、螺钉内固定受力过大、螺纹的形变率与骨组织不适应,以及磨损金属微粒引起的异物-巨噬细胞反应和肉芽肿形成。判断其致因要作具体分析。

2.髓腔针内固定

髓腔针内固定常用于股骨干骨折,其次是胫骨干和尺骨干骨折。肱骨干和桡骨干骨折应用较少。

(1)髓腔针使用:髓腔针插入长骨髓腔中,是依靠它的几何形状和横截面的直径,以达到骨折的内固定作用。长骨干是人体的重要支架结构,一般活动时它承受和对抗来自轴向压应力,扭转和弯曲应力的联合。从机械力学的观点来看,骨折复位后的支撑力与髓腔针内固定装置的联合,应接近正常活动一般负荷的强度和硬度,使骨折部位接近没有骨折的状态,才不干扰骨折的愈合。作用于长骨干上的瞬间弯曲力,也不能使髓腔针产生永久性弯曲。从这些要求出发,髓腔针直径的大小、硬度和弹性模量应接近被固定长骨的强度和硬度,所谓"等同弹性内固定"。例如成人股骨干一般状态下承受瞬间弯曲应力约 $1000kg/cm^2$($98\ 066.5kPa$),相当于 316L 不锈钢制成的髓针,直径 12mm 的强度(约 $108×10^3kPa$)才能满足。

髓腔针内固定后,扭转和瞬间弯曲应力作用于被固定的长骨干时,髓腔针的内固定力是处于中立位置上(中心轴上),仅依靠它与皮质骨内壁之间的挤压力(摩擦力),才能控制骨折的旋转,故对髓腔针的几何形状要求,必须充满髓腔,紧压或嵌住骨皮质内壁才有其可能性。

髓腔针是依靠它的几何形状和直径,对长骨干骨折起到固定作用。实际上长骨干髓腔形状是不规则的,而且不同平面髓腔直径大小也是不一致的。如股骨和胫骨的上部或下部髓腔的直径最大,髓针可被认为在髓腔内游离着,它与皮质骨内壁没有摩擦性接触只有在中部髓腔的狭窄区才有坚固的内固定作用。即使膛削扩大髓腔后,也达不到髓针与整个髓腔皮质全部紧密抵触。

普通髓腔针内固定长骨干骨折不产生轴向压应力,在纵轴线上并可发生少量滑移和望远镜运动。轴向的稳定性必须依靠骨折段邻接面皮质上的相互支撑力和摩擦力,才能保持骨的长度和控制旋转活动。所以髓腔针内固定的稳定性,还与骨折线型和骨皮质破碎程度密切相关。因此,普通髓腔针只适合髓腔内固定骨干的横向和短斜向骨折以及 Wingust 分类Ⅰ型骨折。对长斜形骨折和Ⅲ~Ⅳ骨折需要附加其他内固定,或采用特殊髓腔针才能保持骨的硬度和控制旋转活动。

(2)髓腔针内固定骨折愈合的组织学特点:髓腔针内固定长骨干骨折,在骨干皮质骨表面都有丰富的骨膜骨痂形成,尤其是股骨干骨折。骨膜骨痂增殖先从远离骨折端开始,逐渐向骨折区延伸、厚度增加并跨过骨折间隙与侧骨痂连接。膜性骨痂数量在骨折间隙区最丰富,骨折以自然愈合模式愈合。在骨皮质内层显示不同程度的缺血性骨坏死,但界限不清。骨坏死区内哈氏管腔逐渐扩大,并有新生血管、破骨细胞和成骨细胞迁入,随后骨坏死逐渐吸收。新生血管穿透骨坏死层进入髓腔,并与髓腔中残余增殖的血管吻合,互通血流,重建血循和完成新骨接连。所以髓腔针内固定骨折愈合的组织学特点,是骨干皮质骨表面形成丰富的骨膜骨痂,骨皮质内层有程度不同的缺血性骨坏死。

髓腔针内固定破坏了髓腔的滋养动脉。至于滋养动脉血流中断后,为何又有丰富的外骨骨痂形成?见解尚不一致。推测的原因有:①骨折后肌肉对骨膜的侧支循环增加。②正常时骨膜及皮质骨静脉回流汇集髓腔后再入体循环,称为向心性回流。当髓腔静脉被髓针插入破坏后,静脉由向心性回流转向为离心性回流,经骨膜静脉汇流入体循环;因此促进了骨膜的血流量。③髓腔针内固定,肢体负荷活动时骨折端产生细微摆动,刺激骨膜增殖(Reis,1980)。④髓针插入髓腔引起大量异物反应,刺激骨膜增殖。⑤髓针插入被损伤的髓腔骨组织碎屑和骨髓损伤后释放的骨生长因子以及游离的骨髓及细胞通过骨折裂隙进入骨折区,能促进骨的诱导作用和成骨细胞增殖。

丰富的骨膜骨痂对骨折愈合起重要作用。它可早期跨过骨折线使骨折初步接连;包绕碎折片促使粉碎骨折,斜形、蝶形骨折稳定;伸进骨折裂隙参与中间骨痂形成。骨折成形期骨膜骨痂的骨皮质融合能增加骨折愈合的强度。尽管髓针内固定可导致髓腔血管破坏,骨皮质内层骨缺血性坏死;但由于丰富的骨膜骨痂形成早、数量多,骨折仍然愈合快,并可促进骨折段早期稳定,弥补了髓腔针内固定作用不过坚固的弱点。

老年骨折愈合慢。髓腔针内固定能促进骨膜骨痂生长,对老年长骨干骨折的治疗有积极意义。

(3)髓腔针的种类及其机械效能:髓腔内固定的观点,首先由 Groves(1918)引导出来的设想,至 1940 年 KUntscher 设计 F 髓腔针应用于临床,并取得了满意的疗效。从此以后引起了许多学者的关注和兴趣,先后义作了大量的研究工作和设计上的改进,于是各种各样的髓针问世,并积累了丰富的经验。如可弯曲的圆形髓针、V 形髓针、菱形髓棒、带槽的四方形髓棒、双重加压髓针、槽孔式髓棒、联针;t 髓针。实际上这许多种髓针的设计,仅仅是髓针的几何形状和横截面上的直径不同而已,它们都很难达到完全适合长骨干髓腔几何形状的特点。它们的机械性能可概括如下:

1)具有自身切割作用的髓针:这类髓针在其纵轴上带有凸起的峰和凹槽,如槽凹形髓针、菱形髓针、四方形带槽沟髓针等。当髓针插入髓腔推进时,希望针上纵行凸起的峰能紧紧嵌入骨皮质内控制骨折段旋转,可以不用扩大髓腔,手术也快。实际上这种设计并没有增加多大的机械效力。因为骨髓腔的形状是不规则的椭圆形,而且上下方位均不相同,很难相信它能嵌在髓腔全部骨皮质的内壁上,即使在髓腔狭窄段也是一样。但这类髓针的硬度大,抗弯能力强,有其优点。

2)具有内压作用的三叶型或梅花型髓针:这种形状髓针的主要固定作用是依靠髓腔内壁对抗髓针表面的压力。它的原始设计者是 Ktintscher。其中梅花针较 V 形针的梃度小,打入髓腔推进时横径可缩小,并能产生回弹性。Muller(1972)又将髓针的纵轴改成与股骨干相似的弧形,打入时髓针能沿着髓腔管弧形滑行,有引导作用,拔针也容易。但这类髓针内固定仍不能满足生物力学的要求,理由是:①髓针打入时,针的直径必需小于髓腔直径 1mm。即使如此,进针仍然十分困难,故必须要有扩大髓腔的准备。②髓腔扩大器,常用柄干可屈性的钻头,使其能顺着髓腔管的弧形腔前进。钻头在椭圆形的髓腔里,碰到硬的骨质将产生跳跃。所以扩大后的髓腔并不是一个完整的轴向圆周,常常留下硬的骨峰。插入髓针的直径仍要小于钻头 1mm,故髓针表面仍难与皮质骨内壁紧紧接触。可见,内压的原理是不可靠的,内固定的机械力学是不充分的;而且针的硬度低,抗弯强度弱。这类髓针目前临床应用已逐渐减少,或者已基本淘汰。

3)扩张性髓针:由 Reis(1980)设计,髓针的尾部较粗,针的前部分成两翼片状,再通过附件使翼片张开,插入骨松质抵触在骨皮质内壁上起到内固定作用。国内李承球也有相似设计,称为鱼口状髓针。实际上扩张开的针翼很难完全通过骨松质,紧紧嵌在骨皮质的内壁上;也不允许有充足的力通过针翼作用在骨皮质的内壁上。由于设计上的缺点,针翼疲劳折断和附件脱落也常有发生。

4)加压髓针:这类髓针由 Kaessman(1969)、Klemm(1973)等设计,国内马元璋也研制相似的装置。髓针尾部带螺母、尖端有孔可作连锁固定。髓针打入后在骨折远端用 1 横栓钉通过骨皮质和针孔,将下折段骨干与髓针连锁固定;再在针尾安装螺母收紧对骨折端施加轴向加压,促使骨折端紧密接触达到骨折端的加压固定。在骨折愈合进程中,这种压力始终要保持在 $20kg/cm^2$(195kPa)压力才有效,相当于股骨干 25mm 外直径,轴向负荷 725N(Reis,1980)。故加压螺母必须附加弹簧垫装置。加压髓针只能用于骨皮质横截面完整的单纯横行骨折,不能用于两折端皮质骨无完整支撑力的粉碎骨折和长斜形骨折。

5)连锁髓腔针:这类髓针的设计由 KUntscher(1962)提出,由 Kl-emm-Gross 及 Schelimann(1972)完成股骨髓针和瞄准装置的研制,以后又用于胫骨骨折和严重粉碎性骨折。它是目前较为理想的髓针设计。髓针连锁内固定的方法有两种。①静力性连锁内固定:骨折上下折段都连锁在髓针干上,骨折端无应力负荷。对粉碎性骨折的治疗能保持骨的长度。②

动力性连锁内固定:仅在1骨折段上用连锁固定,允许骨折端负荷,其机械效能与普通髓针相仿,适用于折端稳定性骨折。静力性连锁内固定至骨折接近临床愈合时,可先拔除一端的连锁针,转换成动力性固定,允许折端负荷促进骨折愈合坚固。

连锁髓针内固定因髓针粗,直径大,内固定时需扩大髓腔,内固定技术比较复杂,但骨折固定很坚固。

6)铁轨形状连锁髓腔针:1980年南方医院狄勋元研制用于临床。髓针的形状与铁轨一样,具有铁轨的机械特性。针的纵槽内每距5cm带一槽孔,允许插入横栓针连锁上下骨折段。优点是:①形状如铁轨,抗弯强度大;②每隔5cm有槽孔,允许开放复位时在术野内插入横栓连锁针,不用再切口;③槽孔允许新生血管肉芽组织穿过与对侧吻合沟通两侧髓腔血流;④横直径有不同规格选用,不用扩大髓腔管,髓腔血循保留多;⑤针尾拉带螺母也可用于加压固定。

7)其他髓针:针的直径细、柔软、易弯曲,如 Ender 针、三菱针、克氏针等,也可多根集束髓腔内固定股骨、胫骨和肱骨骨折,或单根髓腔内固定尺骨和腓骨骨折。但内固定强度不充足,达不到伤肢一般负荷活动的目的,而且需要外固定辅助。优点是损伤小。

尺骨骨折用髓腔针内固定,常发生骨折迟愈合和骨不连。原因之一是尺骨直径细、旋转活动时骨折端的剪应力大,髓腔针内固定不能有效地控制。新近狄鸥(1993)研制尺骨连锁髓针内固定装置,经临床应用效果良好,而且手术简便有其优点。但横栓钉只能稍露出骨皮质,不能过长,否则将影响前臂旋转功能训练,甚至压迫骨间掌侧神经,国外已有报道。

(4)髓针内固定的手术方法:髓腔针内固定手术常用闭合穿针和开放穿针两种。

1)闭合穿针:在麻醉下先手法复位骨折,并在手术牵引架上保持稳定在长骨近端选择好进针点切一小口,在电视X线机(用C形臂X线最好)观察下插入髓针进入髓腔,通过骨折线进入下折段直达下折段的干骺端骨松质内,距离关节面1~2cm。一般多先用引导针。优点是不切开骨折端,损伤轻,骨折愈合快,并能将髓腔组织中的骨诱导物质和骨髓干细胞带进骨折区,增加成骨诱导和细胞增殖,有促进骨折愈合的作用。缺点是对粉碎性骨折常复位不良。

2)开放穿针:先切开骨折端,尽量保持骨膜周围软组织与骨膜的联续性,不剥离骨端的骨膜,保持骨折段的血循。如采用逆行穿针,先将髓针的尾部插入上折段的髓腔内,徐徐打入直至针尾穿出上折段近端的骨皮质,臀部再切一小口显露针尾部,将针继续推进直至针尖与上折端平齐。此时再复位骨折锤击针尾徐徐通过骨折线,顺行插入下折段的干骺骨松质内、闭合切口。开放复位的优点是:开放技术较闭合技术容易,可以不用X线机观察;骨折复位充分,尤其是不稳定性骨折或粉碎性骨折术中口中附加其他内固定,术后骨折端的稳定性较闭合复位可靠。缺点是:骨折端增加手术损伤和骨外露。

髓腔针通过上下骨折段干骺部的骨松质时,犹如铁钉锤入木头一样,能增加髓腔针内固定的稳定性。故此,穿针要求一次成功。

髓腔针内固定术中常遇到进针时被髓腔卡住,造成髓腔针进退两难的困境。除术前选择合适的髓针外,要准备有拔针器和髓腔扩大器。

(5)髓腔针内固定的并发症:局部并发症,四肢长骨干骨折基本相似。全身并发症,多死于股骨干骨折。以股骨干骨折为例,Winguist,RA(1984)报告520例股骨干骨折,并发症如下。

1)急性脂肪栓塞综合征或急性呼吸窘迫综合征占11%。

2)肺栓塞占 1.7%,死亡 1 例。

3)感染率占 0.9%.。

4)骨短缩 1～5cm 者 9.1%。多发生在粉碎性骨折、斜向或螺旋形骨折,与骨折类型有关。

5)外旋畸形占 10%,与术中复位不良、粉碎性骨折和术后跌倒有关。

6)外翻 50～100 成角畸形愈合占 1.5%。

7)内翻成角畸形愈合占 0.7%。

8)腓总神经瘫占 1.1%,均为术中屈髋直腿复位骨折时牵引损伤。

这些并发症与选择手术时机和适应证、选用髓针类型、技术操作和术后处理有关,需密切注意。尤其是老年者骨折。

3.钢板、螺钉内固定

钢板、螺钉内固定(或称接骨板内固定),是骨折治疗最常用的方法。

(1)钢板、螺钉内固定的原则

1)解剖复位:骨折复位要达到骨折端骨皮质的周边完全对位、恢复到原先的形状,能互相支持,才能达到良好的机械强度,置于钢板内固定下达到稳定。对长骨和干骺端骨折要恢复骨的长度和轴线,矫正旋转和弯曲变位,才能恢复到原有的生物力学结构。对关节内骨折解剖复位特别重要,如复位不良后遗的骨关节炎将是不可避免的。

2)牢固固定:内固定强度不仅要达到保持骨折的复位和稳定,而且还要达到在一般负荷下能活动关节。

3)无创技术:手术操作要保持骨折段及其周围软组织的血循尽量做到不损害血供。

4)早期无痛活动:关节和肌肉早期活动能改善肢体的血流循环,促进肿胀消散,预防关节粘连、挛缩和肌肉萎缩,增进关节滑液对关节软骨的营养,对早日恢复关节功能有重要作用。尤其是对老年人,如在伤后数日内就能自动活动关节,方便提供优质的全面护理,就可避免久卧在非生理体位上,减少系统器官的并发症。因为年迈老人如久卧在非生理位上,就有可能导致呼吸和循环功能紊乱,最终导致多器官衰竭,常常是死亡的主要原因。

就骨折而言,骨折治疗目的是早期全面地恢复骨骼、关节和软组织的完整功能,不仅仅是骨折愈合。

(2)钢板、螺钉内固定的机械力

1)螺钉:螺钉的内固定作用是螺钉拧在骨上的把持力,亦即螺纹与骨咬合面上产生的剪切力。剪切力的大小与骨的硬度有关。

一个标准 4.5mm 直径的 AO 骨皮质螺钉,仅拧入一侧皮骨就可承受 2500N 的拉力(AO 骨折内固定 1995)。一个螺钉产生的轴向力取决于拧紧的力偶。临床测得拧紧的力偶可达 88 200N。因此,一个 4.5mm 直径的 AO 骨皮质螺钉,临床应用能产生 $29.4×10^4$N 的力(Mckbbin,1978)。此外,螺纹的硬度大于被咬合在螺距内骨的硬度,而螺距内骨的形变率又大于螺纹的形变率,久而久之可导致骨的吸收,从而螺钉松动。所以螺钉在骨上的轴向拉应力也随时间消逝而逐渐降低。

螺钉内固定骨折只产生螺钉轴向的拉应力,螺钉自身对抗弯曲应力的作用甚弱。

2)钢板:钢板附于骨折上下折段的表面被螺钉拧紧,依靠钢板紧贴骨面产生的摩擦力稳定骨折端,从而达到骨折的内固定作用。因为骨与钢板之间力的传导是骨纵轴平行的。摩擦力—作用力×摩擦系数(相当0.4)。作用力-两骨折段上诸螺钉拧紧钢板力的总和。大概一枚直径4.5mm的螺钉拧紧钢板紧贴骨面的加压力,平均为3000N。所以钢板在骨面上不会滑动。

如拧紧钢板的螺钉松动,则钢板在骨面上滑移,钢板至螺钉内固定骨折的作用亦即失效。

此外,钢板的几何形状要与骨面一致,能相互紧贴密合,才能增大与骨面的摩擦力。

钢板强度约为骨的10倍,钢板和长骨硬度也随应力的类别有很大的区别。

①轴向应力,钢板的横截面起决定性作用。在轴向应力下,钢板的硬度几乎与胫骨硬度相等。

②屈曲应力,钢板的厚度起决定性作用。在屈曲应力下,钢板要比胫骨强度小25倍。螺钉要小3倍。

③扭转应力下,钢板要比胫骨强度小20倍,螺钉要小150倍。

3)骨的强度对钢板、螺钉内固定的影响:骨有良好的抗压缩力强度,并取决于骨骼羟基磷灰石的结构;而骨的张力强度依靠骨内的弹性纤维,常被认为是比较弱的。例如胫骨的张力强度大约只有压缩强度的20%(Knets,1980)。骨松质的强度差异很大,一般来说只有骨皮质的1/10(Yamada和EVen,1970)。所以,应用坚强内固定时对骨造成的压力,是依靠骨的弹性变形来维持的。骨骼的差异性,在不同轴向上具有不同的机械特性,但在内固定中不起主要作用,所以可以忽略。

骨的极限张力或压缩强度大约是1MPa。例如1枚标准4.5mm直径AO螺钉的把持力,在股骨骨皮质上每毫米骨皮质厚度可以承受400N。骨皮质轴向强度的杨氏模量是20kPa。如承受体重,股骨仅短缩60ptm,相当6个骨细胞层的厚度。钢板对骨干骨折加压固定,应用1000N轴向载荷只会产生10ptm的短缩。所以骨干坚质骨有非常坚固的弹性,对骨折内固定来说是非常重要的。骨松质的轴向压力强度只有骨皮质强度的1/5~1/10,骨折内固定的强度没有骨干坚质骨大。

骨的抗弯曲强度和抗扭转强度与骨的几何形状密切相关,骨结构的材料特性的差异也可以起到补偿作用。如骨干两端粗大,惯性力矩大,其抗弯曲和抗扭转应力要大于骨干中部;相反骨干的抗压强度又大于干骺端骨松质。

从骨的材料学来说,钢板、螺钉内固定在坚质骨部位的强度与骨松质部位有显著的差异,钢板内固定如加压,坚质骨抗压缩力强,骨松质基本上无抗压缩力,仅依靠骨折端相互嵌插而获得稳定。

老年期骨质疏松,骨干的硬度降低,骨皮质变薄;干骺端骨松质小梁稀疏,体积缩小,骨髓萎缩而脂肪化,所以螺钉、钢板内固定的机械力都降低。

4)钢板、螺钉内固定的稳定性:骨折的稳定性支配着骨折愈合进程中修复组织的生物学反应(见第二节)。如果血循正常、骨折愈合的模式、延迟愈合或不愈合均与骨折局部的力学环境密切相关,并受力学环境的支配。骨折稳定性的重建,可以依靠短期内固定来减少它的应力负荷,但最终是依靠它自身修复来达到稳固愈合。但在早期二者几乎是同步进行的。就骨折采用钢板、螺钉内固定而言,骨折端的稳定性是指折端制动的程度。稳固固定是指钢板、螺钉内固定在负荷下折端没有移位的制动。绝对稳定是指折端间没有相对移位(或位移)。但同一骨折端可以同时存在绝对和相对稳定的区域。除内固定技术因素外,钢板、螺钉对骨折内固定的稳定因素与下列情况有关。

骨折断面完整无破碎、骨折复位后皮质骨完全抵触,钢板内固定后无间隙,则应力负荷由骨折端和钢板共载,骨折端的稳定性就大如横向骨折。如同时施行加压内固定,则骨折端更稳定。

粉碎骨折或内固定后折端有间隙,应力负荷完全由钢板承担,骨折的稳定性就差,对抗轴向应力、屈曲和扭转应力只有前者的36%;而且钢板易疲劳折断,螺钉颈部也因应力集中常易折断。

骨偏心性负荷,在骨的凸侧承受张应力,凹侧承受压应力。如钢板放在骨的凹侧,唯一对抗畸形的是钢板的硬度,所以骨折端不稳定;而且钢板和螺钉都易疲劳而折断。只有将钢板置于骨的凸侧,承载时由钢板抵消张应力,才能使骨折端获得稳定。

螺钉:螺钉抗折角力只有皮质骨的1/3强度,抗扭转力只有皮质骨的1/150强度。所以单独用螺钉内固定骨干骨折是不可靠的,需要加中和钢板来保护。

(3)钢板、螺钉内固定的一般方式

1)拉力螺钉的应用:拉力螺钉是利用螺钉前部螺纹拧紧对侧骨折段,对骨折固定达到加压作用。所以,螺钉的后部在近侧骨折段必须是滑动孔才能起到加压作用,前部螺纹必须位于骨折线的远侧;螺钉攻丝点必须位于近、远侧骨折段的正中心;螺钉必须与骨折线垂直才能达到最大加压。因此,骨折线的倾斜度按照Tohner的经验,骨折线角平分要<40°,螺钉内固定才能与骨折线垂直;如角平分>60°,螺钉在骨面上无法达到足够的倾斜,因此螺钉不能达到与骨折线的垂直固定。一般螺钉只能使骨折片稳定,不能提供很大的强度,要用中和钢板加强。

①干骺端骨折:应用骨松质拉力螺钉内固定时,骨折线的长度必须是该处骨直径的2倍,必须应用两枚螺钉内固定。如为粉碎、扭转骨折,还需再加钢板保护,以防骨承压时骨折片塌陷和移位。

②骨干斜形骨折:骨折线倾斜度要在40°之内,其他同上述。骨干螺旋形骨折,1枚螺钉应与骨干垂直,其他螺钉应与骨折线垂直,才能控制骨折移位。

③蝶形骨折片:先用两枚螺钉由主骨折段折片正中心位置固定蝶形折片两端骨片的正中心位置,或蝶形折片两端的正中心位置向主骨段折片正中心位置内固定,再附加钢板固定上下主骨折段。

2)保护性钢板和中和钢板的应用:骨干骨折应用拉力螺钉内固定的强度不足,必须要与钢板联合内固定骨折,才能提供早期活动和有限的负重。这种钢板内固定你保护性钢板或中和钢板。钢板从扭转、弯曲和剪切应力方面保护拉力螺钉在骨折线上的加压力。

3)支持钢板的应用:长骨的干骺区均为骨松质结构,其四周只有一薄层骨皮质包壳。骨折内固定物在松骨上的把持力不足如螺钉内固定。此外,干骺部承受瞬间扭转力和轴向压应力大,所以极容易产生骨折片的轴向偏移、弯曲和旋转移位。单纯应用骨栓加压固定也不稳固。所以,必须附加钢板内固定主骨段来加强螺钉内固定的作用。这种钢板内固定称为支持钢板,功能是支撑作用。

支持钢板内固定的应用原则：①钢板必须固定在主骨折段上，而用长度要够大，即使在负荷下，钢板的位置也无任何移动性；②钢板必须按照干骺部骨的几何形状塑形，使其能紧贴密合在骺和主骨段上；③钢板和螺钉必须按照安放在主骨折段侧固定骨折片的方法，使钢板的任何负荷都能被螺钉控制在主骨折段上。

4)加压钢板的应用：加压钢板适用于骨干横形或短斜形骨折，骨折内固定后折端紧密抵触无裂隙，骨折稳定好，但要求骨折要绝对解剖复位。加压方法可用器械加压，或用钢板土特制滑动式螺孔，拧紧螺钉时能自动加压(为了避免钢板在骨一侧加压时对侧骨皮质张开，在固定前可将钢板预弯来解决)。为了增强加压后的稳定性，也可在近骨折线一侧的钢板螺孔按斜的方向拧一螺钉，通过骨折线固定对侧的骨折段。

5)钢板内固定器和外固定器联合应用：严重粉碎性骨折，骨折片附着软组织有血供。钢板跨过骨折粉碎区，内固定在上下主骨折段上起支撑稳定作用。再将粉骨折靠手法简要合拢复位，保持粉碎折片的软组织附着，不损伤它的血循环，依靠粉碎屑折区自身逐渐修复来增强骨折的稳定，直至骨折最终愈合。但这种固定方式极不稳定，只能相对地保持骨的长度由其自行愈合。如附加一个单侧外固定器固定，能使钢板的内固定作用加强。但这个骨折介入手术内固定，不如单纯应用外固定器固定有利，也是骨折外固定器的适应证。

(4)钢板内固定后骨折修复的生物学反应：骨折愈合的决定因素有两个主要方面：①骨折区要有良好的血循环，良好的血循环是骨及其修复组织和细胞赖以生存、增殖和分化的生命源泉。②细胞分化、骨组织的新生和重建受骨折局部力学的支配利控制，并决定着骨折愈合的模式、速度和不愈合。骨折段的应力既能刺激细胞分化、增殖形成新骨修复骨折，又能抑制细胞分化和新骨形成，甚至发生骨折不愈合。其决定因素是修复组织对应力作用的耐受性，用应变量来表示，应该有一个最适合的参数。钢板、螺钉内固定仅仅是控制骨折局部的力学环境的一种手段，为骨折愈合提供与其相适应的良好力学条件，顺其自然修复和重建，钢板、螺钉本身无促进成骨作用。

1)普通钢板内固定：骨折愈合的生物学特点是：①钢板覆盖下的骨面无骨痂形成。②钢板覆盖以外区域有较丰富的外骨痂生长。③骨折断端间面，骨折抵触部分发生直接愈合(即接触性愈合或称一期愈合)，裂隙部分发生裂隙愈合，间隙较大部位有软骨形成，发生自然修复(即二期愈合)。④或者骨折端活动，断面有骨坏死吸收后形成间隙由软骨修复。以上4种形式的骨折修复取决于骨折端复位及其钢板内固定的稳固程度。但外骨痂生长、软骨形成再生骨比使骨折接连愈合后，骨折部增粗，横径增大又加大了骨的惯性力矩，抗折力大，拔除钢板、螺钉内固定后不易再骨折。新生骨组织最终被塑形形成哈氏管系统和骨板层，恢复到骨原有的组织结构，但很慢，成人需要几年时间。其所以有外骨痂形成和折端间面有软骨形成，是应力刺激和骨内应变的结果，促进了成骨诱导和成骨传导的作用。这种骨折愈合同时存在着骨折一期愈合部分和二期愈合部分。

2)加压钢板内固定：生物学反应的特征是：①钢板下骨量减少，是钢板压迫骨面缺血的结果。②折端界面密切抵触，由哈氏管形成的骨单位直接愈合，骨皮质板层间由成熟骨增生发生裂隙愈合，并与主骨段骨板层的结构和方向一致，即骨折自始至终都有成熟骨修复。③无外骨痂形成，骨诱导作用被抑制。④钢板下骨呈去负荷状态，骨质疏松多，对侧面骨呈相对去负荷状态,骨质疏松较轻。AO派认为这种暂时性的骨丢失,术后3个月即消失,一年后已无此表现。经70例患者检测,骨结构只有轻微变化(<70%)。⑤骨折愈合后钢板已趋于去负荷状态,只有在骨负重的最高峰值时钢板才有共载负荷的表现。但大多数学者认为,任何钢板内固定骨折,在钢板固定的跨度内都有共载负荷的表现,只是程度上不同而已。⑥拔除钢板后再折率高。

AO学派否定加压钢板内固定有骨应力遮挡存在,并认为有外骨痂出现是骨折固定不牢的危险信号。

实际上临床所见骨折端全部完整的一期愈合只有36%,因为骨折端常有破碎存在,骨折复位后多少要留下一些小的间隙。这些间隙的修复仍然依骨折的自然愈合模式。所以骨折一期愈合中也包括骨折二期愈合的成分;同样二期愈合的骨折中也有部分是一期愈合,不过是所占的比例不同而已。

3)钢板、螺钉内固定对骨强度的影响:钢板内固定需要剥离骨膜,影响骨折段骨皮质的血供,螺钉也会损害髓腔内血管。螺钉钻孔将在骨上形成应力集中、破坏骨受载时的应力分布,骨的硬度可下降30%,抗扭转强度将下降60%,骨的能量贮存(兔实验)下降70%,再加骨质疏松,抗弯曲强度下降3%,抗压强度下降26%。这些也是钢板内固定的缺点。所以骨折愈合拔除钢板后,短期内应减少负荷量,获得保护,预防再骨折(尽管是少数)。

新近主张钢板内固定时不剥骨膜:钢板的骨面设计成带有纵行的槽沟,或跨过骨折线的钢板段改成弓形,让钢板下有新骨形成;采用损伤最小的手术方法等,尽量保存骨折段的血供。

(5)弹性钢板内固定的研究:这是现今新的进展。这类接骨板内固定既能达到骨折固定稳固的目的;又能提供一般负荷内固定的强度,所以早期无痛活动关节和训练肌肉收缩运动。在骨负荷下又能允许骨折段骨内产生形变和折段的细微运动,以达到刺激外骨痂、内骨痂、骨皮质间骨痂的生长,按照骨折自然愈合模式加速骨折愈合。丰富的外骨痂对骨折愈合有重要意义,仍被现今多数学者所公认,对老年骨折治疗也有特别意义。

研究这类接骨板的类型有多种,依据其硬度可分为较坚固、半坚固、易弯曲两大类。其材料可分为钢、钛、碳、高分子聚合物等。也可用单一成分或混合成分制成各种形状和厚度的接骨板。各种接骨板的材料成分、骨痂生长类型和生长速度见表3-2、表3-3。

表3-2 接骨板成分

坚固接骨板	DCP(动力性加压接骨板)钢
较坚固接骨板	DCP 钛
半坚固接骨板	碳
易弯曲接骨板	塑料

表3-3 按照接骨板硬度所形成的骨痂类型(Mckbbin,1978)

接骨板	骨断端间运动	骨痂
坚固	无	皮质骨痂
较坚固	微弱	三种骨痂
半坚固	明显	三种骨痂
易弯曲	严重	三种骨痂和软骨痂

但这些内固定材料还是动物实验阶段,临床应用要慎重。

南方医科大学南方医院用纯钛(TA3)材料制成接骨板,钛螺钉直径5mm,内固定股骨干骨折。术后2周离床步行,6周即使钢板对彻Ⅲ有丰富外骨痂形成,骨折已达到临床愈合标准。纯钛的毒性低,惰性大,质轻的特点。此外,粉碎折片也有应用钢丝环扎固定,在环扎丝下产生应力集中导致骨吸收,在骨片两端应力过大,常无新骨形成,不宜应用。

4.可吸收性生物降解材料内固定

生物降解内固定材料已经研究了几十年。新近研制的材料是聚乙醇酸和聚乳酸为基础的聚合物,将其制成螺钉和内固定棒应用于临床骨折内固定。骨折愈合后在体内能自身降解和吸收,不用再手术取出。目前已成为商品化市场销售,国外有许多国家用于内固定关节内及关节周围骨折和手部骨折。其中芬兰已积累了2万多病例,中国在1993年起也开始应用。

(1)聚合物的种类和机械性能:制成螺钉和体材聚合物的材料有:Polyglycolide,Po-ly(L-lactide), Polvlevolactide, Alphahy(Itx)xy polyester, Polylaetide, Lactide glycolicle co-polymer超高分r Poly(Llactide)等。植入体内内固定骨折48小时后,螺钉和棒吸水膨胀能自身加强,具有较好的内固定特性。机械强度和降解速度,不同聚合物也略有差异。如lactide glycolide copolymer制成的螺钉,机械强度为骨松质的20～30倍;lactide acide聚合物制成3.2mm直径的棒材,原始抗弯曲强度为240MPa(Yoshilaka M,1995);Alphahydro polyester的强度与金属材料相比是满意的,植入后的强度多数能保持3～6个月不变,Lactide glycolicle copolymer能保持6～45周不变;以后逐渐降解失去内固定的机械性能。各种合成材料的降解速度也不完全一样,tri lactide glycolide copolymer在体内1/2～1年可被完全吸收,最长不超过2年;L-lactide可在体内存在几年。兔的实验,术后5年组织中仍有L-lactide的聚合物存在(Yoshitaka M,1995)。Polylevolactide在动物体内存在3～4年(Ros,Rpm,1991;Vert M,1986);而Alphahydro-polyester或Poglycolide吸收时间只需要几个月(Bostman M,1995)。

(2)体内生物学反应

1)动物实验:阮狄克(1994)将Polylactide植入兔的棘傍肌,同时用钛合金作对照组,最长观察16周。术后2周、4周、8周、16周,植入物周围有水肿、炎症细胞浸润和多核巨细胞,成纤维细胞增殖形成纤维膜。局部的炎症反应较钛合金严重。Cate H(1986),CutrightDE(1971),Gay,B(1985),Hollinger To(1986), Vianionpaas(1990), Bostman(1992), Yoshitaka M(1995)分别报告,将polyglycolide、lactide-glycolicle copolymer、polygly-dioxanon、L-lactide

植入动物骨内均有异物炎症反应,聚合体降解微粒被巨噬细胞吞食。其中 L-lactide 分解成乙醇酸,它的刺激性较乳酸强烈。

2)临床观察:Yoshilaka M 1995 总结目前的报道,有 5% 的病例因局部组织反应形成小的窦道,需要再次手术。Bergsme.E.J(1993)报告,用 Poly(L-lactide)做的钉—板内固定,术后 3 年有 6/10 的患者因局部组织肿胀和非特异性炎症反应,需要再次手术治疗。用 polyglycolide 材料内固定,有 4%～25% 的患者有异物炎症反应(Bostman M,1992)。polylevolactide 材料内固定术后 45 个月活检,有许多聚合体微粒被巨噬细胞吞食,说明 polylev lactide 植入骨内有迟发性炎症反应,其发生率仍然很高。虽然各种上述生物降解材料植入骨内有这些生物学反应;但并不干扰骨折愈合,也无溶骨现象。

目前研究的材料的刚度和强度尚不是以内固定长骨干骨折,尤其是股骨,达不到等同强度内固定的目的。

(3)生物降解材料:生物降解材料在人体内最终分解为 H、O 和 CO_2,毒性极低;但对组织的刺激性大,有组织积液和肿胀;材料降解的微粒也必然会刺激体内异物——巨噬细胞反应。所以,其组织相容性,仍然不及现今应用的金属内固定性能好,有待进一步研究。故此,现阶段临床应用仍要慎重。

最近研究一种骨折原位矿物相形成材料,是用无机 calcium 和 phosphate 制成的黏湿剂,注射在骨折间隙中,几分钟内即开始变硬,形成磷碳酸钙;至 12 小时后固化完全,能使骨折坚固连接。但在其完全固化前,必须用石膏固定,防止骨折变位。

动物实验证实:材料能在体内再塑形,再被新骨替代达到骨折完全骨性愈合、无局部异物炎症反应(Constantz BR,1995)。或许将来有望代替植入性内固定材料治疗骨折(包括金属和合成材料等)。

第四节　骨折康复治疗的方法

一、骨折后康复的机制和作用

骨折的治疗有复位、固定、功能锻炼、内外用药四大部分。

骨折愈合需要良好的固定、充足的血供和有利的力学环境,但是长时间制动会造成患者的心血管、呼吸、消化、泌尿等系统功能的下降和固定肢体的肿胀、肌肉萎缩、肌力与耐力下降,组织粘连、关节囊挛缩、关节僵硬等许多并发症。如果患者长期卧床可产生焦虑、抑郁、对疼痛的耐受力下降、失眠等反应,严重者可出现幻觉和注意力及定向障碍。骨折后康复可以协调固定与运动之间的矛盾,预防和减少上述骨折并发症的发生,使其朝向有利于骨折愈合发展。康复治疗常用方法有物理疗法和作业疗法以及中医康复。科学地使用物理治疗可以有效地控制感染、消除肿胀、促进创面修复、软化瘢痕。运动疗法是以恢复功能为目标的治疗性锻炼。

(一)促进肿胀消退

损伤后局部肿胀,是创伤性炎症反应,这是由于组织出血、体液渗出加上疼痛反射造成的肌肉痉挛、局部静脉及淋巴管瘀滞和回流障碍所形成的。同时,因疼痛反射引起的交感性动脉痉挛而致损伤局部缺血,也加重了局部的疼痛。如能在局部复位及固定的基础上,逐步进行适量的肌肉收缩,可有助于血液循环,促进肿胀的消退。

(二)尽可能减少肌肉挛缩的程度

因骨折而产生的肢体失用,必然会导致肌肉萎缩,即使做最大的努力进行功能锻炼,也不可避免,但在萎缩的程度上则会有很大差别。此外,还可以使大脑始终保持对关节的支配,而无须在固定解除后重新建立这种关系。

(三)预防关节粘连僵硬

关节发生粘连乃至僵硬的原因是多方面的,但其重要的原因则是肌肉不活动。长时间不恰当的固定可以造成关节僵硬,而未经固定但长期不运动的关节也会产生同样的后果。固定有利于骨折的愈合,但也限制了关节的活动。由于肌肉不运动,静脉和淋巴管瘀滞,循环缓慢,组织水肿,渗出的浆液纤维蛋白质在关节皱襞和滑膜反折处以及肌肉间形成粘连。例如前臂双骨折时的手部肿胀,小腿骨折时的足部肿胀等。这些部位的肿胀是损伤后反应性水肿或肢体体位造成的坠积性水肿,也有些则是因局部固定物压迫而引起的水肿。因此,如果不进行肌肉运动,即使是未包括在固定范围内的手和足,也同样会出现僵硬。有些肘关节、前臂或腕部骨折的患者,尤其是老年患者,由于长时间不做肩关节活动,而在原骨折部位完全愈合后,反而遗留下肩关节的功能障碍。如果从治疗之初就十分重视功能锻炼,既包括未固定关节的充分自主活动,也包括固定范围内肌肉的等长收缩,关节的粘连和僵硬是可以避免的。

(四)促进骨折愈合

功能锻炼即可促进局部的血液循环,使新生血管得以较快的成长,又可通过肌肉收缩作用,借助外固定以保持骨折端的良好接触。在骨折愈合后期,骨痂还需要经过一个强固和改造的过程,使骨痂的组成和排列完全符合生理功能的需要,这一过程也只有通过运动和使用才能完成。对关节内骨折,通过早期有保护的关节运动,也可以使关节塑形。

(五)可以提高功能障碍后期手术的效果

关节的损伤和临近关节部位的骨折所造成的功能障碍,多由关节内或关节周围粘连所致。其中一些关节可以采用松解术以改善功能。对膝、肘关节应用较多。上述关节松解术后的康复治疗是手术能否取得成功的重要因素。

二、骨折的康复治疗

骨折的康复治疗首先应制订一整套切实可行的康复治疗程序和措施,逐步完成康复治疗目的,达到治疗标准,通常应有 4 个方面:①减轻疼痛与痛苦是康复治疗的首要目的;②确定受伤前肢体运动能力即是将来康复治疗的最终目标;③评估当前身体状态,设计治疗程序;④康复医疗该贯穿患者的始终。

根据骨折愈合过程,康复治疗可分为早期和后期两个阶段。

(一)骨折固定的早期康复治疗

自伤后或手术后 3 周或 6 周之内,视骨折的严重程度及部位而异。肿胀和疼痛是骨折复位固定后最主要的症状和体征,持续性肿胀是骨折后致残的最主要原因。因此,早期治疗的目的主要是消除肿胀、缓解疼痛。创伤性水肿液的产生必然伴有血液外渗到软组织中,由此引起严重肿胀并影响正常的血供,可形成广泛水疱,有时累及整个肢体。外渗的血液和水肿液有两种方式消除:①如果静脉循环早期充分恢复,血液和水肿液可吸收进入循环而被消除,无不良后遗症。②如果水肿持续时间超过1~2周,血液和水肿液将机化,并最后形成纤维瘢痕组织。这一过程与正常骨愈合相似,并与其同时发生。在骨折端之间形成纤维组织是有利的,因为这是骨折愈合过程的第一阶段。然而,在肌肉或肌腱、关节囊、骨及坚固的筋膜层等组织中发生纤维化则是不利的,因为这些部位通常是活动的,而纤维化使运动受限。显然,在骨折愈合之前是不能处理纤维粘连的。有两个截然相反的目的要同时达到。首先,骨折两端必须固定不动,而且始终对位良好直至愈合;其次,软组织必须保持活动以防纤维化和继之而来的活动受限。然而,这两个目的并不矛盾,因为压力能促进骨折愈合,活动能增加该处的血液循环,因而有助于骨折愈合。因此,在骨折复位时,必须保证骨折断端固定牢靠,又能使软组织在复位固定后立即进行最大限度的活动。

(1)主动运动是消除水肿最有效、最可行和最经济的方法。主动运动有助于静脉和淋巴回流。

1)伤肢近端和远端未被固定关节的各个轴位上的主动运动,必要时给予助力。上肢应注意肩关节外展、外旋与手掌指关节屈伸运动;下肢应注意踝关节背屈运动。老年患者更应防止肩关节粘连和僵硬发生。

2)骨折固定部位进行该部位肌肉有节奏的等长收缩练习,每日进行多次,每次15~20分钟,做成百次的收缩,以防止失用性肌萎缩,并使骨折端挤压而有利于骨折愈合。例如股骨干骨折后被长腿石膏固定时,应进行股四头肌的等长收缩练习。肌肉的等长收缩可以促进骨折端紧密接触,克服分离趋势,并借助外固定物的三点杠杆作用所产生的反作用,维持骨折复位后的位置,防止侧方移位及成角。

3)关节面骨折常遗留严重的关节功能障碍,为减轻障碍程度,在固定2~3周后,如有可能,应每日短时间取下外固定装置,在保护下进行受损关节不负重的主动运动,并逐步增加关节活动范围,运动后继续维持固定。若固定时无特殊需要,关节应置于功能位。这样可促进关节软骨的修复,利用相应关节面的研磨塑形并减少关节面的粘连。

4)对健肢与躯干应尽可能维持正常活动,可能时应尽早起床。必须卧床的患者,尤其是年老体弱者,应每日做床上保健操,以改善全身情况,防止褥疮、呼吸系统疾患等并发症。

5)骨干骨折两端关节或骨折关节的活动,需视治疗及固定方法的不同,而有不同的锻炼方法。①行坚强内固定的骨折,例如股骨干骨折、胫骨干骨折或肱骨干骨折行髓内针固定或加压钢板固定、髌骨骨折行改良张力带钢丝固定、股骨颈或粗隆间骨折行内固定之后等,于手术创伤疼痛缓解之后,即可开始练习关节活动,由10°~20°活动范围开始,逐渐加大。在骨折愈合之前,关节活动范围多可接近正常,有的已达正常,是最快的恢复功能的方法。②有效短外固定,如胫腓骨稳定骨折行小夹板固定、小腿骨折或截骨术用外固定架固定之后,均较稳定,可以早期开始膝关节与踝关节的活动练习。③行牵引治疗的股骨干骨折、肱骨髁上骨折等,可在牵引下做小范围的关节活动。

(2)被动运动是通过医生和护士在医生指导下的运动,对截瘫患者和多发性损伤患者失去自主运动的前提下,促进患体和患肢血运循环,加速骨折的愈合和早日康复。

(3)患肢抬高有助于肿胀消退,为了使抬高肢体收效,肢体的远端必须高于近端,近端要高于心脏平面。

（4）物理治疗可改善肢体血液循环、消炎、消肿、减轻疼痛、减少粘连、防止肌萎缩以及促进骨折愈合。

1）温热疗法：传导热疗（如蜡疗、中药熨敷）、辐射热疗（如红外线、日光浴）均可应用。

2）超短波疗法和低频磁疗：可使成骨再生区代谢过程加强，纤维细胞和成骨细胞提早出现。对软组织较薄部位的骨折（如手、足部骨折）更适合用低频磁场治疗，而深部骨折适用于超短波治疗。此法可在石膏外进行，但有金属物内固定时禁用。

3）音频电或超声波治疗：可减少瘢痕与粘连。

（二）骨折愈合期的后期康复治疗

每种骨折都有一个大致的愈合时间，但是每个骨折都必须根据其自己的愈合过程和征象来判断其是否完成了愈合。当骨折尚未愈合，而判断错误并去除固定，甚至过早地使用患肢，就会使本来良好的骨折变形，最终畸形愈合。这种情况多见于下肢，例如股骨粗隆间骨折的髋内翻，股骨干骨折的成角畸形的发生。骨折从临床愈合到骨性愈合需要相当长的时间，因此功能训练的强度和时间有个循序渐进的阶段。既不能超前，也不能滞后。要根据患者骨折的部位、程度、年龄以及复位、固定的方式做出科学的选择。尚带有外固定的患者，锻炼的方式同早期康复者，不过此时肢体肿胀消退，以练习肌肉力量及末端关节活动为主。

骨折后肢体从非使用性运动过渡到正常运用，应具备三个条件：①骨愈合；②足够的肌力；③一定范围的关节活动范围。骨关节运动系统的主体，具有支持、保护和维持形态的功能，机体硬组织创伤即指骨与关节的创伤骨折。

1.早期关节持续被动运动的作用

制动和运动是骨关节损伤常用的两种治疗方法。传统的概念是骨折先制动直到骨折愈合，再积极锻炼恢复关节功能。制动对关节是有损害的。如非损伤的关节经长期制动后常导致关节僵硬、关节软骨退变和滑动肌腱粘连，即使短期制动也可产生关节外组织挛缩和肢端水肿。

2.恢复关节活动度

（1）主动运动：受累关节进行各运动轴方向的主动运动，轻柔牵伸挛缩、粘连的组织。运动时应遵循循序渐进的原则，运动幅度逐渐增大。每个动作重复多遍，每日数次。

（2）关节松动手法：对僵硬的关节，可配合热疗进行手法松动。治疗师一手固定关节近端，另一手握住关节远端，在轻度牵引下，按其远端需要的方向（前/后、内/外、外展/内收、旋前/旋后）松动。使组成关节的骨端能在关节囊和韧带等软组织的弹性范围内发生移动。如手掌指关节可有被动的前/后滑动、侧向滑动、外展内收和旋前/旋后运动。对于中度和重度关节挛缩者，可在运动与牵伸的间歇期，配合使用夹板，以减少纤维组织的回缩，维持治疗效果。随着关节活动范围的逐渐增加，夹板的形状和角度也作相应的调整。

（3）被动运动：刚去除外固定的患者可先采用助动运动，以后随着关节活动范围的增加而相应减少助力。对组织挛缩、粘连严重者，可使用被动运动，但被动运动方向与范围应符合解剖与生理功能。动作应平稳、缓和、有节奏，以不引起明显疼痛及肌肉痉挛为宜。

3.恢复肌力逐步增加肌肉训练强度，引起肌肉的适度疲劳

（1）当肌力为0～1级时,可采用水疗、按摩、低频脉冲电刺激、被动运动、助力运动等。

（2）当肌力为2～3级时,以主动运动为主,亦可进行助力运动。做助力运动时,助力应小,防止用被动运动来替代主动运动。

（3）当肌力为4级时,进行抗阻练习。有关节损伤时,关节活动应以等长收缩练习为主,以免加重关节损伤性反应。

4.其他物理治疗

局部紫外线照射,可促进钙质沉积与镇痛。红外线、蜡疗、热疗可作为手法治疗前的辅助治疗,可促进血液循环、软化纤维瘢痕组织。音频电、超声波疗法可软化瘢痕、松解粘连。局部按摩对促进血液循环、松解粘连有较好作用。

5.手法活动

手法是一种物理治疗方法。对于关节粘连与肌肉挛缩较重者,自己锻炼效果甚微者,可行手法活动。但应用先决条件:①骨折已愈合坚实,手法活动时不致发生骨折;②身体不能太虚弱,有主动锻炼能力;③肌力在Ⅲ级以上;④能积极配合,术后能忍痛锻炼。

方法:手法应注意体位,手法的选择,刺激的强度。以膝关节为例。于麻醉下行手法活动,术者抱住小腿以双臂之力或加躯干力,使膝被动屈曲,当听到组织撕裂声并膝关节屈曲角度增加时,谓之有效。

6.恢复日常生活活动能力及工作能力

可采用作业疗法和职业前训练,改善动作技能技巧,增强体能,从而恢复患者伤前的日常生活活动能力及工作能力。

7.手术治疗

如伸膝装置粘连、股四头肌挛缩时行股四头肌成形术、关节内粘连较重者行关节内粘连分离术、膝关节屈曲挛缩及僵直时行膝屈曲挛缩松解术。

三、骨折的中医康复

中医骨科康复主要是研究和治疗人体运动系统疾病的,而骨关节、筋和肌肉之间又有着十分密切的联系,故应首先了解运动系统各脏器以及骨折后所产生的有关生理病理方面变化的基本理论。"肾主骨"理论是当前研究的热点。

内服与外用中药是治疗骨折的两个重要方法。总体以"瘀去、新生、骨合"作为理论指导。内服和外用中药,对纠正因损伤而引起的脏腑、经络、气血功能紊乱,促进骨折的愈合均有良好作用。

(一)外用药

1.早期

以活血化瘀、消肿止痛类的药膏为主,如消瘀止痛药膏、清营退肿膏、双柏散。消定膏、定痛膏、紫荆皮散。红肿热痛时可外敷清营退肿膏。

2.中期

以接骨续筋类药膏为主,如接骨续筋药膏、外敷接骨散、驳骨散、碎骨丹等。

3.后期

本期因骨已接续,可用舒筋活络类膏药外贴,如万应膏、损伤风湿膏、坚骨壮筋膏、金不换膏、跌打膏、伸筋散等。骨折后期,如折断在关节附近,为防止关节强直、筋脉拘挛,可外用熏洗、熨药及伤药水揉擦,配合练功活动,达到活血散瘀、舒筋活络,迅速恢复功能的目的。一般常用的熏洗及熨药方有海桐皮汤、舒筋活血洗方等,常用的伤药水有伤筋药水、活血酒等。

(二)内服药

1.早期(活血祛瘀期)

骨折1~2周,由于骨折及软组织损伤,淤积不散,经络受阻。故宜活血化瘀、消肿止痛为主,可选用活血止痛汤、和营止痛汤、新伤续断汤、复元活血汤、夺命丹、八厘散、损伤散、活血胶囊等药,如有伤口者多吞服玉真散。如损伤较重,瘀血较多,应防其瘀血流注脏腑而出现昏沉不醒等症,可用大成汤通利。

2.中期(接骨续筋期)

骨折3周以上的骨折达临床愈合之际,骨折尚未愈合。此期肿胀逐渐消退,疼痛明显减轻,但瘀肿虽消而未尽,骨尚未连接,故治宜接骨续筋为主,可选用新伤续断汤、续骨活血汤,或桃红四物汤、接骨丹、接骨紫金丹、骨愈灵胶囊、接骨片等,接骨药有自然铜、血竭、地鳖虫、骨碎补、续断等。

3.后期(壮骨强筋期)

从骨折临床愈合起,到骨折骨性愈合为后期。一般已有骨痂生长,治宜壮筋骨、养气血、补肝肾为主,可选用壮筋养血汤、生血补髓汤、六味地黄汤、八珍汤、健步虎潜丸和续断紫金丹等。应适当注意补益脾胃,可用健脾养胃汤、补中益气汤、归脾丸等加减。

第四章　基层关节脱位

第一节　概述

凡构成关节的骨端关节面脱离正常位置,引起关节功能障碍者,称为关节脱位。以青壮年男性多,儿童与老年人较少。儿童脱位多合并有骨骺分离。关节脱位多发生在活动范围较大、活动较频繁的关节。在大关节脱位中,以肩关节为最多,其次为肘关节、髋关节及颞颌关节。上肢脱位较下肢脱位多见。

一、病因分析

1.外因

多由强大的直接或间接暴力作用所致。以间接暴力(跌仆、挤压、坠落、传达、杠杆、扭转暴力所致)。且暴力方向不同,引起关节脱位的类型也不同。如患者在肩关节外展、外旋和后伸位跌倒时,不论是手掌或肘部着地,地面的反作用力都可向上传导,引起肩关节前脱位。而直接暴力也可造成关节脱位,如髋关节的中心性脱位,但较少见。

2.内因

(1)生理特点:主要与年龄、性别、体质、局部解剖结构特点等有关。如男性工作多,繁重;关节活动范围较大,故脱位较女性多见,此外,儿童因体重轻,关节软骨富有弹性,缓冲作用大,关节周围韧带和关节囊柔软而不易撕裂,虽遭受暴力,但不易脱位(小儿桡骨头半脱位例外)多见骨骺损伤。

(2)病理因素:先天性关节发育不良,易产生先天性脱位;关节和近关节的病变(如化脓、结核、肿瘤)常导致病理性脱位。体质虚弱,关节囊和关节周围韧带松弛,较易发生脱位,如先天性髋关节脱位。过度膝外翻及股骨外髁发育不良等,是髌骨习惯性脱位的病理基础。关节内病变或近关节的病变,可引起骨端或关节面损坏,引起病理性关节脱位。如化脓性关节炎、骨髓炎、骨关节结核等疾病的中、后期,可并发关节脱位。习惯性脱位因关节囊和关节周围其他装置的损坏未得到修复,而变得薄弱,受轻微外力,即可发生关节脱位。

二、分类

1.按脱位的原因分

(1)外伤性脱位:正常关节因遭受暴力而引起脱位者,临床上最常见。

(2)病理性脱位:关节结构被病变破坏而产生脱位者。

(3)习惯性脱位:两次或两次以上反复发生脱位者,称为习惯性脱位。该类脱位多由外伤性脱位未得到有效治疗,尤其脱位复位后,未予充分固定,或无固定,而致关节囊和关节周围其他装置的损伤未得到修复,变得薄弱,在正常工作和生活中,受轻微外力,或不是因外伤所致,而是在关节活动时,由于肌肉收缩使原来已不稳定的关节突然发生脱位,这种脱位最常见于肩关节和髌骨。

(4)先天性脱位:因胚胎发育异常,导致先天性骨关节发育不良而发生脱位者。如先天性髋关节脱位、先天性髌骨脱位及先天性膝关节脱位。

2.按脱位的方向分类

分为前脱位、后脱位、上脱位、下脱位及中心性脱位。如肩关节脱位时按脱位后肱骨头所在的位置可分为:前脱位、后脱位。髋关节脱位时,按股骨头所在位置可分为:前脱位、后脱位及中心性脱位。四肢及颞颌关节脱位以远端骨端移位方向为准,脊柱脱位则以上段椎体移位方向而定。

3.按脱位的时间分类

分为新鲜脱位和陈旧性脱位。一般来说,脱位在2~3周以内者为新鲜脱位,发生在2~3周以上者,称为陈旧性脱位。

4.按脱位程度分类

(1)完全脱位:组成关节的各骨端关节面完全脱出,互不接触。

(2)不完全脱位:又称半脱位,即组成关节的各骨端关节部分脱出,部分仍互相接触。

(3)单纯性脱位:系指无并发症的脱位。

(4)复杂性脱位:脱位合并骨折,或血管、神经、内脏损伤者。

脱位分类的目的,是为了给辨证论治提供参考,指导治疗,以便选用相应手法,提高手法复位成功率。各种分类在一个病中可同时出现。

三、诊断要点

关节脱位的诊断,主要根据临床症状、体征及 X 线摄片。

1.一般症状

(1)疼痛和压痛:关节局部出现不同程度的疼痛,活动时疼痛加剧。单纯关节脱位的压痛一般较广泛,不像骨折的压痛点明显。

(2)肿胀:关节脱位时,关节周围软组织损伤,血管破裂,筋肉出血,组织液渗出,充满关节囊内外,继发组织水肿,因而短时间内出现肿胀,单纯性关节脱位,肿胀多不严重,且较局限。合并骨折时,多有严重肿胀,伴有皮下瘀斑,甚至出现张力性水疱。

(3)功能障碍:任何已脱位的关节,都将完全丧失或大部丧失其运动功能,包括主动运动和被动运动,甚至有时可影响到协同关节的运动,如踝关节脱位后,会影响距下关节的运动。

2.特有体征

(1)关节畸形:脱位后,骨关节面端脱离了正常位置,因而出现畸形,关节骨性标志的正常关系发生改变,破坏了肢体原有轴线,与健侧对比不对称。如肩关节前脱位呈"方肩"畸形;肘关节后脱位呈"靴样"畸形;髋关节后脱位时,下肢呈屈曲、内收、内旋和短缩即"黏膝不能开"畸形等。

(2)关节盂空虚:关节脱位后,杵骨头脱出关节盂,造成关节盂空虚,表浅关节比较容易触摸辨别。如肩关节脱位后,肱骨头完全离开关节盂,肩峰下出现凹陷,触摸时有空虚感。

（3）弹性固定:脱位后,骨端位置改变,关节周围未撕裂的肌肉痉挛、收缩,可将脱位后的骨端保持在特殊位置上,若对脱位关节作被动运动时,虽然有一定活动度,但存在弹性阻力,去除外力后,脱位的骨端又回复到原来的特殊位置。

3.X线拍片检查

常规拍摄关节X线片,进一步明确脱位方向和类型,删除骨折,脊柱脱位可增加CT、MRI等检查。其主要目的有:判断脱位的程度和方向;判断有无合并骨折;判断有无其他病理改变;检查关节复位和骨折复位是否完全。

X线检查有指导手法复位,康复锻炼的作用,并可用于鉴别疗效,估计预后。如在术前未摄X线片,不了解脱位的程度、性质以及有无合并骨折或其他病理改变,则有可能发生复位手法上的错误,如合并的骨折复位不全或产生病理骨折等。若在术后未摄X线片,则可能对关节是否已经复位发生判断上的错误,甚至有骨折片嵌在关节内而未被发现。

四、发症的防治

脱位的并发症是指组成关节的骨端移位可引起的其他组织损伤,有早期并发症和晚期并发症两种。

1.早期并发症

（1）骨折:多发生于关节邻近的骨端或关节盂边缘。脱位并发骨折可由以下因素引起:一是骨端的相互撞击,如髋关节后脱位并发髋臼后上缘骨折;一是肌肉强力收缩产生的撕裂性骨折,如肩关节脱位并发肱骨大结节撕脱性骨折。大多数骨折块不大,脱位整复后,骨折亦可随之复位。此外,由于剪切暴力和机体应力相互作用,脱位还可并发其他类型骨折,如肩关节脱位并发肱骨外科颈骨折。

（2）神经损伤:神经挫伤,通常观察3个月左右,如神经功能无恢复迹象,应施行神经探查术。若有神经断裂的可能性,经过1个月左右的观察,如无神经功能恢复迹象,应及早施行神经探查术,若断离,应及时行神经吻合术。多因暴力引起脱位的骨端牵拉或压迫神经干而造成。如肩关节脱位时腋神经损伤;髋关节后脱位时,坐骨神经被股骨头压迫或牵拉等。脱位并发神经干损伤多为挫伤,极少数造成神经断裂。

（3）血管损伤:多由脱位的骨端压迫、牵拉关节周围的重要血管引起。常为血管挫伤,亦可发生血管撕裂伤。如肩关节前脱位合并腋动脉损伤;肘关节后脱位,肱动脉受压的损伤;膝关节脱位,腘动脉遭到挤压而致的血运受阻等。这类动静脉损伤,一般可随着关节的复位而逐渐恢复。复位成功后,肢体血运仍无改善,或发生大血管破裂者,应做急症处理,施行手术探查、手术修补、断端吻合或结扎血管。

（4）感染:临床上多见于开放性关节脱位未及时清创或清创不彻底所致。在清创以前,应做创口细菌培养和抗生素敏感试验。轻者创口感染,重者并发关节化脓性感染。此外,还可发生特异性感染,如破伤风,气性坏疽等。为了保护关节软骨,要严密缝合关节囊,关节腔内不放引流。

2.晚期并发症

(1)关节僵硬:关节内、外的血肿机化后,形成关节内滑膜反折等处粘连以及关节囊及其周围的韧带、肌腱、肌肉等组织的挛缩,而发生关节僵硬。

(2)骨化性肌炎:本症常发生于肘关节。脱位时或强手法推拿,关节被动屈伸时损伤了关节附近的骨膜,并骨膜下血肿与周围组织血肿相沟通,随着血肿机化和骨样组织形成,可引起骨化性肌炎。好发于肘、膝、肩、髋等关节周围。

(3)创伤性关节炎:由于脱位时关节软骨面被损伤,造成关节面不平整,或整复操作不当,关节之间关系未完全复原,日久导致部分关节面磨损,活动时引起疼痛。后期可发生关节退行性变和骨端边缘骨质增生。下肢因负重较上肢多而发生率高,尤以膝关节多见。

(4)骨的缺血性坏死:常见于股骨头、腕舟骨、月骨、距骨等。因暴力致关节囊和关节内、外的韧带损伤,并且使这些组织内的血管遭到损伤,致骨的血液循环受到破坏,发生骨缺血性坏死。其好发部位有股骨头、腕舟骨、月骨、距骨等。

(5)腱鞘炎:多因脱位时肌腱和腱鞘牵拉摩擦引起。损伤后肌腱充血、水肿,日久增厚粘连,形成腱鞘炎。如肩关节脱位后期,可形成肱二头肌长头腱鞘炎。

五、临床治疗方法

脱位治疗目的,是恢复受损关节的正常解剖关系及功能。应根据脱位的不同原因、类型决定其治疗方案。

1.新鲜脱位的治疗

(1)早期复位:时间越早,越易复位。常采用拔伸牵引、旋转屈伸、提按端挤等手法轻巧地整复,应争取一次性复位成功。合并骨折时,一般先整复脱位,骨折往往随之复位。

(2)麻醉的应用:麻醉可使痉挛的肌肉松弛,便于整复成功,减轻患者痛苦。根据脱位关节的位置可选择全身麻醉、臂丛神经阻滞、硬膜外麻醉等。对于肌肉不紧张的新鲜脱位,不用麻醉亦可复位成功;或仅选用止痛剂、镇痛剂,即可进行复位。

(3)手法整复:根据脱位的方向和骨端所处的位置,选用适当手法。手法操作时,术者与助手应熟悉病变,了解手法操作步骤,密切配合,动作宜缓慢、轻柔、持续,避免粗暴、反复的手法复位。

(4)固定:脱位固定的器材有牵引带、胶布、绷带、托板、三角巾、石膏等。一般脱位应固定2~3周,不宜过长,否则易发生组织粘连、关节僵硬,影响疗效。固定是脱位整复后巩固疗效的重要措施之一,将肢体固定在功能位,或关节稳定的位置上,可减少出血,使损伤组织迅速修复,并可预防脱位复发和骨化性肌炎。

(5)药物治疗:临床一般采用三期辨证使用。对损伤初期有瘀者,宜采用攻利法,常用的方法有攻下逐瘀法、行气活血法、清热凉血法;损伤中期,瘀未尽去,筋骨未连,故宜采用和法,以和营生新,接骨续筋,常用的方法有和营止痛法、接骨续损法、舒筋活络法;损伤后期,气血损耗,应采用补法,常用的有补气养血法、补养脾胃法、补益肝肾法、温经通络法。

1)早期:伤后1~2周内,应以活血化瘀为主,佐以行气止痛,内服可选用活血止痛汤、肢伤一方、云南白药等,外用药则可选用活血散、消定膏等。

2)中期:伤后2~3周,应以和营生新、接骨续筋为主。内服可选用壮筋养血汤、肢伤二方等,外用药可选用舒筋活络药膏等。

3)后期:受伤3周以后,应补养气血、补益肝肾、强壮筋骨。内服可选用补肾壮筋汤、肢伤三方等,外治可选用五加皮汤、海桐皮汤熏洗。

(6)康复疗法

1)运动疗法:运动可促进血液循环,加快损伤组织的修复,预防肌肉萎缩、骨质疏松及关节僵硬等并发症的发生。活动范围由小到大,循序渐进,持之以恒,但又要防止活动过猛,尤其要避免粗暴的被动活动。

2)物理治疗:通过适当的温热疗、光疗、超声波等疗法可以消除瘀血,促进渗液吸收,减少瘢痕粘连,并改善局部血液循环,活跃细胞代谢,促进组织修复。

3)作业治疗:对一些年老体弱或病情较复杂的患者还应予作业疗法以帮助患者提高生活质量、就业和重返社会,以达到综合康复的目的。

2.陈旧性脱位的治疗

关节脱位未能在伤后2~3周内复位,称之为陈旧性脱位。脱位日久,由于关节囊内、外血肿机化,瘢痕组织充填在关节腔内,关节周围软组织已粘连、挛缩,从而造成整复的困难。

(1)手法闭合复位:伤后1~3个月以内,属单纯性陈旧性脱位,关节尚有一定活动范围,当用手牵拉时,脱位的骨端能随之移动者可采用手法复位。手法复位应在充分麻醉下施行,用力要稳,力量要持续,切忌粗暴。

(2)手术复位:适于手法复位失败、脱位并发骨折或韧带肌腱断裂需修补,并发血管神经损伤需探查者及开放性脱位。伤期较长,关节在脱位时损伤较重,以致关节周围的软组织形成广泛粘连,而且由于关节长期处在畸形位置,周围肌肉发生挛缩,这种陈旧性脱位是手术复位的适应证。

(3)骨牵引:在一些髋关节陈旧性后脱位的病例,应用10~14天骨牵引,使股骨头拉到髋臼的水平,有助于手法或手术复位成功。

(4)其他治疗方法:某些陈旧性脱位、习惯性脱位,由于患者年龄太大,关节软骨面已明显破坏及残缺,关节复位后功能不理想,可选择其他手术措施,如关节融合术、关节成形术、截骨术等。

六、临床康复方法

脱位的骨科治疗和康复治疗的目的一致,都是为了功能恢复,因此两者须密切配合,骨科治疗时应考虑到功能恢复,内外固定应利于早期活动,在骨科处理后及时开始合理与充分的康复治疗,功能锻炼应尽早开始。

复位、固定和功能锻炼是祖国医学治疗脱位的三个主要环节。功能锻炼是康复治疗的主要手段。各种类型的脱位,包括开放性脱位和非开放性脱位等,经妥善复位,固定处理后均应及时开始康复治疗。康复治疗应包括局部的和全面的功能锻炼,理疗也被广泛使用。尽早开始康复治疗有助于促进脱位关节的功能恢复,防止和减少中晚期并发症的发生。即使脱位时伴有一些早期并发症如骨折、神经损伤或血管损伤等,在找出原因,作了必要的骨科处理后,也应注意适当加强康复治疗,予受损关节以一定的应力刺激,改善肢体血液循环,以促进损伤恢复。但若有局部炎症、化脓性骨髓炎、病理性脱位(结核、肿瘤、骨病)时禁忌功能锻炼。关节内血肿,伤口局部有异物或骨折与脱位尚未妥善整复时也应暂缓功能锻炼。

第二节　颞颌关节脱位

颞颌关节脱位,又称下颌关节脱位,亦称失欠颊车、落下颌、颌颊脱下,俗称吊下巴。多发于老年人及体质虚弱者。

颞颌关节是由下颌骨的一对髁状突和颞骨的一对下颌关节窝组成。髁状突和关节窝均在关节囊内,关节囊较薄弱而松弛,尤以关节囊的前壁为甚。关节盘内有一纤维软骨关节盘,此盘呈卵圆形,上下面均凹陷,与关节囊紧密相连,对颞颌关节的稳定有一定作用。颞颌关节是人体头面部唯一能活动的关节,属左右联动关节,它的主要运动是下颌骨的下掣(开口)上提(闭合),前伸、后退及侧转。

颞颌关节脱位是临床上常见的脱位之一,按脱位时间和复发次数,分为新鲜性、陈旧性和习惯性脱位3种;按脱位侧别,可分为单侧脱位和双侧脱位两种;按下颌骨的髁状突脱出的方向,可分为前脱位和后脱位两种。临床所见的颞颌关节脱位多为前脱位、单侧脱位或双侧脱位,后脱位很少见,仅见于合并关节后壁严重骨折的患者,外方或上方脱位极罕见。

【病因病机】

颞颌关节脱位与内因、外因有密切关系,直接暴力、间接暴力均可发生。

1.张口过大

在大笑、打呵欠,张口拔牙时操作不慎,麻醉时开口器安放失当,均可引起颞颌关节一侧或双侧脱位。张口过大时,下颌骨的髁状突及关节盘都可过度向前滑动,落入关节结节的前窝,发生颞颌关节前脱位。

2.外力打击

常见于外力打击在张口状态下,外力向前下方作用于下颌角或颏部,关节囊的侧壁韧带不能抗御外来暴力,则可形成单侧或双侧颞颌关节前脱位。

3.杠杆力作用

多发生在咬、啃较大硬物时,在单侧上下臼齿之间,硬物为支点,翼外肌、嚼肌为动力,颞颌关节处于不稳定状态,肌力拉动下颌骨向前下滑动,多形成单侧前脱位,亦可发生双侧前脱位。

4.肝肾虚损

老年人和久病体质虚弱者,《伤科汇纂·颊车骨》云:"夫颌颊脱下,乃气血不能收束关窍也"老年人和小孩体质虚弱者,均有程度不同的气血不足,肝肾虚损,筋肉失养,经筋松弛,因此容易发生习惯性颞颌关节脱位。

颞颌关节在正常情况下,闭口时髁状突位于下颌窝内,张口讲话、咀嚼、唱歌等均有较大的滑移运动。张口过大,当髁状突向前滑至关节结节之上,即处于不稳定位置,此时,关节囊被拉松、拉长,但并未破裂,若遭受外力打击,或翼外肌、嚼肌的痉挛和下颌韧带的紧张,都可推动下颌骨向前继续滑移,当髁状突移位超越关节结节的最高峰,即滑移至关节结节之前,不能自动落回到下颌窝内时,即形成颞颌关节前脱位。

【诊断要点】

多有过度张口或暴力打击等外伤史。脱位后,即呈口半开,不能自动开合,语言不清,吞咽困难,口涎外溢等症状。单脱与双脱又各有其特点,分述如下。

1.双侧前脱位

局部酸痛,下颌骨下垂,向前突出。下颌骨下垂,颏部突向正前方,上下齿列不能咬合,下齿列突于上齿列之前,双侧咬肌痉挛,呈块状隆起,面颊变成扁平状,在双侧颧弓下方可触及下颌骨髁状突,双侧耳屏前方下关穴处,可触及一明显凹陷,并有空虚感。

2.单侧前脱位

口角歪斜,下颌骨向前突出,并向健侧倾斜,患侧低于健侧。在患侧颧弓下可触及下颌骨髁状突,在患侧耳屏前方下关穴处,可触及一凹陷。

3.习惯性脱位

临床表现同双侧前脱位和单侧前脱位,脱位次数2~3次以上。

4.陈旧性脱位

临床表现同双侧前脱位和单侧前脱位,脱位时间2周以上。

【临床治疗】

1.手法整复

(1)双侧脱位口腔内复位法:患者坐较低的凳上,头身倚墙,尽量放松面部肌肉,将口张大。术者站在患者面前,先用拇指在颊车穴揉按数遍,以松解咀嚼肌的痉挛,然后用无菌纱块数层包缠术者拇指,防止污染患者口腔和预防复位时被患者咬伤。准备就绪后,术者将双手拇指伸入到患者口中,指尖尽量置于两侧最后一个下臼齿的嚼面上,其余手指放于两侧下颌骨下缘,用拇指先上下摇晃下颌数遍,使咬肌、翼内肌、翼外肌及颞肌松弛,然后将臼齿向下按压,余指协调地将下颌骨向上端送并后推。听到滑入的响声,两拇指迅速滑向牙齿外侧,随即从口腔内抽出,以防嚼肌的反射性收缩,引起骤然闭合,咬伤拇指,同时嘱患者上下齿咬紧,复位结束。

(2)单侧脱位口腔内复位法:若为颞颌关节单侧脱位,术者两拇指亦置于下臼齿上,健侧拇指仅做象征性复位动作,余指将健侧轻轻夹住,以起到固定作用即可。患侧拇指向下向后用力压,余指逐渐向上提拉下颌骨的前部,再向后推,下颌骨髁状突即可滑回下颌窝内,复位即告成功。

(3)口腔外复位法:术者站在患者前方,手法前的准备同口腔内复位法,但拇指不需纱布包缠。术者双手拇指分别置于两侧下颌角处,其余手指托住下颌体,首先双拇指向下按压下颌骨,用力由轻到重,当下颌骨有滑动时,余指协调地向后方推送,髁状突便可滑到下颌关节窝内,常伴有入臼响声,说明复位成功。此法多用于习惯性颞颌关节脱位。

(4)点穴复位法:手法前的准备同口腔内复位法。术者双手拇指置于患者髁状突前缘下关穴位处,用力由轻到重,向后向下压挤髁状突,当患者两下颌部酸麻,两颞部困胀,口内流涎,嚼肌松弛。此时,术者两手的示指、中指托住两下颌角,以环指、小指托住下颌体,向后向上端送,脱位即可复位。

(5)软木复位法:如脱位 3 周后仍未整复者,为陈f日性脱位。因其周围的软组织已有程度不同的纤维性变,用上述方法整复比较困难者,可用此法,在局部麻醉下将高 2cm 人的软木块置于两侧下臼齿咬面上,然后上抬颌部,由于杠杆作用,可将髁状突向下方牵引而滑入颌窝内。

2.固定方法

复位成功后,把住额部维持闭口位,用四头带兜住下颌部,四头分别在头顶上打结。固定时间 1~2 周。习惯性颞颌关节脱位固定时间为 1~2 个月。以维持复位后的位置,使被拉松拉长的关节囊和韧带得到良好修复,防止再脱位。在固定期间,患者不可用力张口,宜吃软食,1 个月内避免咬嚼硬食。布带要保持向上的拉力,但不宜过紧,应允许张口超过 1cm。

3.药物治疗

初期宜舒筋活血,促使筋络舒展,气血畅通运行,可内服舒筋活血汤、复元活血汤。中后期以补肝肾、壮筋骨、养气血为主,常用壮筋养血汤、补肾壮筋汤、八珍汤等。习惯性脱位应重用补气血、壮筋骨之法。外用药物,可用舒筋止痛水、正骨水等涂擦患侧关节周围,每日 2~3 次。

4.康复治疗

早期在固定期间,经常主动作咬合锻炼,以增强嚼肌的牵拉力,指导患者自行按摩。以双手拇指或中指、示指放在翳风穴或下关穴上,轻揉按摩,以酸痛为度,每日 3~5 次,每次按揉50~100 次,2 周为一疗程,至痊愈为止。

5.其他疗法

(1)硬化剂关节腔内注射法:习惯性脱位,可在局部浸润麻醉下,于张口位分别向两侧关节囊注入 5% 鱼肝油酸钠 0.5ml,经 2~3 次治疗,多可使关节囊纤维化和收缩,限制颞颌关节活动,预防再脱位。

(2)手术治疗:新鲜和习惯性颞颌关节脱位手法复位容易成功,不需手术治疗。陈旧性脱位手法复位较为困难,若关节周围粘连严重,手法复位失败后,可行切开复位或髁状突切除术。

(3)按摩:鼓励患者自行按摩。即用双手拇指或中、示指置于翳风穴或下关穴上,轻揉按摩,以酸痛为度,每天 3~5 次,每次按摩 50~100 次,至痊愈为止。

第三节　颞颌关节功能紊乱

【病因病机】

本症病因较复杂。可能与精神因素、两侧关节发育不对称、单侧咀嚼、关节负荷过重以及关节面局部外伤或受凉、受寒等有关。从功能性紊乱逐渐发生器质性改变。早期病变仅表现为功能异常,中期可发生软组织结构的松弛,而晚期则逐渐发生骨结构的破坏。

【症状与诊断】

本病主要症状为张开闭合或咀嚼时疼痛,关节有摩擦音或弹响,开闭口困难。偶伴有耳堵塞感、耳鸣及听力减退等。局部压痛,典型的压痛点在髁状突的外侧及其后方,有摩擦音或弹响;下颌运动障碍、僵硬或超限运动等。

【临床治疗】

1.一般治疗

急性期予以口服消炎止痛类药物,局部痛点封闭止痛治疗或用中药消肿止痛药外敷。

2.手法治疗

患者坐于台前,两上肢屈肘置于台上,头侧歪,健侧枕于前臂,患侧在上,术者先在颞颌关节周围按摩2～3分钟,再于下关穴及颞颌关节部一指禅点压,力量由轻到重,重量以患者能忍受为度,如是反复5～8次,约5分钟,然后,再局部按摩1～2分钟。该手法可达到舒筋活血、疏通经络、解痉止痛的作用。1周2～3次,5次为1个疗程。

3.注意事项

治疗期间,不宜张口过大,如大笑、唱歌等,也不宜咀咬硬物。

第四节　肩关节脱位

肩关节脱位,也称肩肱关节脱位。古称肩胛骨出、偶骨骱失或肩骨脱臼。肩关节脱位在全身关节脱位中居第2位,好发于20～50岁的男性,女性则少见。肩关节由肩胛骨的关节盂与肱骨头构成球凹关节,关节盂小而浅,肱骨头大,呈半球形,面积为关节盂的3～4倍,加之关节囊及韧带薄弱松弛,不稳定的结构和活动度大,使其易于脱位。肩关节前上方有喙突,后上方有肩峰,两者之间有喙肩韧带,关节囊上部有喙肱韧带和冈上肌腱,后面有冈下肌和小圆肌腱,前面有肩胛下肌,但下部缺少韧带肌腱的加强和支持,故易发生前下方脱位,后脱位则罕见。

【病因病机】

1.先天性或发育性因素

(1)骨骼因素:①肩盂发育不良:包括肩盂臼面曲率过深与肱骨头球面曲率不相适应;肩盂后下缘发育不良所致纵径过小;肩盂前后径过窄所致横径过小;盂肱关节后张角过大使肩盂过度后倾。②肱骨头发育不良:包括肱骨头后上方缺损;肱骨头前倾角过大等。

(2)软组织因素:中胚叶发育缺陷所致全身性关节囊及韧带松弛症易发生肩关节不稳定。

2.外伤因素

肩关节脱位的病因有直接暴力和间接暴力两种。直接暴力损伤较少,以间接暴力损伤为主。

(1)直接暴力:临床较为少见,多因打击或者冲撞,跌倒、车祸或其他原因等所致外力直接作用于肩关节后方,而使肱骨头向前脱位。此外,当肱骨头过度内旋,肩关节前方受到冲击时,亦可造成肱骨头向后冲破关节囊而造成后脱位。

(2)间接暴力:肩关节脱位多由传达暴力或杠杆作用力引起,临床最多见。

1)传达暴力:患者侧向跌倒,手掌向下撑地,躯干倾斜,患肢外展外旋位,手掌或肘后着地,暴力由掌面沿肱骨纵轴向上传达到肱骨头,使肱骨头冲破薄弱的关节囊前壁,向前滑出,造成肩关节前脱位。

2)杠杆作用力:当上肢处于过度高举、外旋、外展位时向下跌倒,或习惯脱位者外旋外展位高举上肢(如投篮、投弹、体操、游泳等),肱骨颈冲击肩峰,肱骨大结节于肩峰紧密相连,并形成杠杆力的支点,使肱骨头向前下部滑脱,而引起喙突下脱位或盂下脱位。

肩关节脱位的病理变化为:关节囊撕裂和肱骨头移位。根据脱位后肱骨头的位置可分为前脱位和后脱位两种,前脱位还分为喙突下、盂下、锁骨下及胸腔内脱位(极少见)4 种。前脱位较常见,常合并肱骨大结节、肩胛盂撕脱骨折,或肱骨外科颈骨折。后脱位极少见,肱骨头位于肩盂后、肩峰下或肩胛冈下。可伴有关节盂后缘骨折。另根据脱位的时间与复发次数,又可分为新鲜、陈旧和习惯性 3 种:

【诊断要点】

(1)明确外伤史,如车祸、高处坠落、跌伤、运动等。

(2)患者多有明显外伤史,或习惯性脱位者受外力作用,肩部疼痛、肿胀、前脱位则肩关节弹性固定于肩外展 20°~30°位置,功能障碍。肩关节前脱位患者头部常倾向伤侧,常用健手扶托患肢前臂。患肩失去圆形膨隆外形,肩峰突起,肩峰下关节腔空虚,形成典型的"方肩"畸形,搭肩试验(又称 Dugas 征)阳性,直尺试验(又称 Hamilton 征)阳性。此外,肩峰、喙突、大结节三者形成一近似等腰三角形,若有前脱位,则大结节内移,三角关系改变。肩关节后脱位的症状不如前脱位明显,其重要的临床表现为喙突明显突出,肩前部塌陷扁平。

(3)影像学检查:X 线检查(肩关节正侧位片、肩关节 CT 检查等)可明确诊断肱骨头移位的方向与位置,确定脱位的类型,并可判断有无并发骨折。肩关节后脱位应加摄穿胸位 X 线片可协助诊断。

MRI 检查对诊断盂肱下韧带撕裂、关节前和下盂唇损伤具有高敏感度和特异性。

B 超对肩袖破裂的诊断有参考价值,肌电图、肩关节运动分析法对肩关节稳定性的诊断有帮助。

此外要注意患肢有无合并关节盂、肱骨大结节、肱骨外科颈等骨折,以及神经(如腋神经)、血管损伤的表现。

肱骨外科颈骨折与肩关节脱位的鉴别要点见表 4-1。

【临床治疗】

新鲜肩关节脱位,一般不要超过 24 小时,只要手法应用得当,一般都能成功。复位后需充分固定。合并骨折者,先整复脱位,再整复骨折;陈旧性脱位在 1 个月左右者,关节内外若无钙化影,亦可采用手法复位。若手法复位失败及习惯性肩关节脱位者,应考虑手术治疗。

表 4-1　肱骨外科颈骨折与肩关节脱位鉴别

鉴别要点	肱骨外科颈骨折	肩关节前脱位
"方肩"畸形	无	有
肿胀及瘀斑	局部肿胀明显,可见大片瘀斑	局部肿胀轻,一般无瘀斑
特有体征,弹性固定	肩峰下可触到大结节,无弹性固定,有骨擦音	肩峰下触不到大结节,有空虚感、弹性固无骨擦音
上臂长度	较健侧短	较健侧长
特殊检查	搭肩试验阴性	搭肩试验阳性

1.整复方法

(1)新鲜肩关节脱位:新鲜肩关节脱位应争取早期手法复位,因早期局部瘀肿、疼痛与肌肉痉挛较轻,不需要麻醉;给予止痛药物即可进行复位,复位容易成功。若脱位超过 24 小时者,常选用血肿内麻醉,其次是针刺麻醉,或者全身麻醉,局部也可先使用中药热敷或者配合手法按摩,以松解肌肉痉挛。

1)拔伸足蹬法:此法在临床上最为常用。具体操作方法是:患者仰卧于床上,用拳大的软布垫于患侧腋下,以保护软组织,切记不可不用。术者立于患侧,用两手握于患者肢腕部,并用近于患者的一足抵于腋窝内,即右侧脱位术者使用右足,左侧使用左足。在肩外旋、稍外展位置沿患肢纵轴方向用力缓慢拔伸,继而徐徐将患肢内收、内旋,利用足跟为支点的杠杆作用,将肱骨头挤入关节盂内。当听到入臼声音时,复位即告成功。使用该方法时足蹬不可用暴力,避免引起腋窝血管神经的损伤。若用此方法而肱骨头未回纳,可能由于肱二头肌长头腱阻挠,可将患肢进行内、外旋转,使肱骨头绕过肱二头肌长头腱,然后接着按照上述方法进行复位。

2)椅背复位法:公元 846 年,唐·蔺道人在《仙授理伤续断秘方》中首次描述了应用椅背作为杠杆支点整复肩关节脱位的方法,书中载:"凡肩胛骨出,相度如何整,用椅当圈住胁,仍以软衣背盛簟,使人一定,两人拔伸,却坠下手腕,又着屈着手腕,绢片缚之"。此方式是让患者坐于靠背椅上,把患肢放在椅背上外,腋胁紧靠椅背,用衣服垫于腋部,避免受伤,然后一人扶住患者和椅背,术者握住患肢,先外展、外旋拔伸牵引,再慢慢内收将患肢下垂,然后内旋屈肘复位,使用绷带固定。

3)拔伸托入法:清·胡廷光引《陈氏秘传》载:"肩膊骨出臼,如左手出者,医者以右手叉患者左手,如右手出者,医者以左手叉患者右手,却以手掌推其腋,用手略带伸其手,如骨向上,以手托上"。此法患者坐位,术者站于患肩外侧,以两手拇指压其肩峰,其余手指插入腋窝把住肱骨上端内侧。第一助手站于患者健侧肩后,两手斜形环保固定患者,第二助手一手握患者肘部,一手握腕上部,外展外旋患肢,由轻而重地向前外下方作拔伸牵引。与此同时,术者插入腋窝的手将肱骨向外上方钩托,第二助手逐渐将患肢向内收、内旋位进行拔伸,直至肱骨头有回纳感觉,复位即告成功。

4)膝顶推拉法:《伤科汇纂》记载:"令患人安坐于凳上,医者侧立其旁,一足亦踏于凳上,以膝顶于胁肋之上,两手将患肢肩膊擒住,往外拉之,以膝往里顶之,骤然用力,一拉一顶,则入臼矣。比之用肩头捐者,更为简捷矣。"此法让患者坐于凳上,术者于患者同一方向立于患侧。以左侧脱位为例,术者左足立地,右足踏于患者所坐凳上,将患者外展60°~80°,并以拦腰状绕过术者身后,术者以左手握其腕,紧贴于左胯上,右手擒住患者左肩峰,右膝屈曲小于90°,膝部顶于患者腋窝,右膝顶右手推,左手拉,并同时左身转,徐徐用力,然后右膝抵住肱骨头部向上用力一顶,即可复位。

5)牵引回旋法:患者取坐或者卧位,术者站于患侧,以右肩关节前脱位为例,术者用右手把住患肢肘部,左手握住手腕。右手徐徐向下牵引,同时外展、外旋上臂,以松开胸大肌的紧张,使肱骨头回到关节盂的前上缘。在上臂外旋牵引位下,逐渐内收其肘部,使之于前下胸壁相连。此时肱骨头已由关节盂的前上缘向外移动,关节囊的破口逐渐张开。在上臂高度内收下,迅速内旋上臂,肱骨头便可通过扩大的关节破口滑入关节盂内,并可闻及入臼声。此法应力较大,肱骨颈受到相当大的扭转力,因此它多在其他手法失败后选用,但操作亦轻稳谨慎,若用力过猛,可引起肱骨外科颈骨折,尤其是骨质疏松的老年患者更应注意。

(2)陈旧性肩关节脱位

1)陈旧性肩关节前脱位:陈旧性肩关节脱位,过去多需手术切开复位,但某些患者术后功能恢复仍不理想。用手法复位治疗亦可成功,且一般无并发损伤。若处理不当也可造成臂丛神经损伤、肱骨外科颈骨折等严重并发症。

手法复位适应证:凡脱位在3周以上,年轻力壮,无明显骨质疏松且关节似有一定活动范围,无并发骨折及血管神经损伤,X线显示关节内外未骨化者。

手法复位前,先在肩外展位作尺骨鹰嘴牵引1~2周,儿童可作皮肤牵引,结合推拿按摩及中药熏洗以舒筋活络。并在麻醉下,持续牵引,作肩关节各方向的被动活动,用力适当,手法宜轻,范围逐渐增大,以松解关节与周围的粘连,使关节周围挛缩的肌肉松弛,然后可采用下述手法整复:

①卧位杠杆整复法:在全身麻醉下,患者取仰卧位,选助手3人,一助手用宽布带套住患者胸部向健侧牵引,另一助手扶住竖立的手术台旁木棍,第三助手牵引患肢,外展120°左右。术者双手握住肱骨上端,在同时用力后,令第三助手牵引患臂徐徐内收,利用木棍为杠杆的支点,迫使肱骨头复位。

②立位杠杆复位法:在臂从麻醉或者局部麻醉下,患者取坐位。助手2人分别站于患者前后侧,用一圆木(硬木制成,直径3~4cm,中段均匀地包扎棉花纱布,约20cm)至于患侧腋下,两助手肘部抬住圆木两端,向上抬高,使患者位于抬肩位。术者站于患者前外侧,双手分别握住患臂中、下部,使患肢外展45°,并用力向下拔伸。同时摇转上臂,当肱骨头松动后除去木棍,一助手站于健侧,双手指交叉扣紧,抱住患侧胸部腋下,使其身体不向患侧倾斜。术者以一手继续握住患肢上臂进行拔伸,另一手顶住患侧肩峰,余指插入患侧腋下提托肱骨头,同时外旋,逐渐内收上臂,闻及入臼声音,可告复位成功。当肱骨头松动时,也可选用拔伸托入法。

③牵引回旋法:做好陈旧性肩关节脱位复位前的各项准备,如牵引、活动解凝等,然后在肌间沟麻醉下,如果麻醉效果欠佳,再配合肩部局部麻醉,也可用全麻,务必要求麻醉充分。麻醉

后再采用牵引回旋复位法。

2）习惯性脱位：习惯性肩关节在临床中十分常，可严重影响患者生活质量，保守治疗效果欠佳。

肩关节的稳定结构可分为主动及被动稳定结构两大类。前者包括三角肌、肱二头肌和肩袖肌群，后者包括肩盂的几何外形、盂唇、关节囊及盂肱韧带。一般认为在肩关节活动范围的极限位置，盂肱韧带明显紧张，起到重要的肩关节稳定作用；在肩关节最大活动范围以内，盂肱韧带较松弛，主动稳定结构及肩盂的外形、盂唇对肩关节稳定起重要作用。盂唇可以明显加深肩盂的深度，肩关节反复脱位会损伤肩盂前下方的关节软骨并破坏相应部位的盂唇组织。软骨盂唇的缺损会导致肩盂边缘高度的降低，从而进一步影响肩关节的稳定性。盂唇可增加近50%肩盂深度，如果切除盂唇，可使肩关节抵抗肱骨头脱位的能力降低 20%。盂肱韧带的稳定作用与肢体的位置紧密相关。在肩关节外展 0°时，肩胛下肌与盂肱中韧带是保持肩关节前方稳定的重要结构；外展 45°时，盂肱中韧带和盂肱下韧带前束为肩关节保持前方稳定的重要结构；而当肩关节外展＞45°时，盂肱下韧带腋窝部和后束为保持肩关节前方稳定的最重要结构。肩关节习惯性脱位最常见的病理损伤一即是由于肱骨头脱位及复位时所产生的剪切应力所造成的盂唇关节囊韧带复合体的撕裂。

针对该项脱位，可进行肩关节 MRI 检查，治疗主要使用肩关节镜子下进行关节囊、韧带的修补。

（3）固定方法：复位后，用胸壁绷带固定法，将上臂保护在内收内旋位，肘关节屈曲 90°。1周后解除固定，改为屈肘悬吊，并进行手指、腕关节活动。2 周后解除悬吊固定，可作理疗、体疗、按摩，中药熏洗和肩部自主活动。一般 3 个月后肩关节可恢复或接近正常功能。

2.药物治疗

初期以活血化瘀、行气止痛为主，可内服舒筋活血汤或肢伤一方、活血止痛汤、云南白药、活血丸、三七总甙片、血府逐瘀胶囊等；外用消肿散、双柏散或活血散、定痛膏、好及施、东方活血膏、伤科跌打酒等。

中期以和营生新，续筋为主，内服壮筋养血汤、跌打营养汤、续筋活血汤、肢伤二方等，外用活血散、接骨续筋膏或舒筋活络药膏、复方南星止痛膏、好及施、伤科跌打酒等。

后期以补益气血、强壮筋骨为主，内服壮筋养血汤、生血补髓汤、补肾壮筋汤、虎潜丸、肢伤三方等；解除外固定后外治以海桐皮汤或上肢损伤方、骨外洗方熏洗。

3.功能锻炼

固定初期鼓励患者练习腕部和手指活动，如：抓空增力、上翘下钩等。1 周后除去上臂固定，仅悬吊前臂做练习肩关节的屈伸活动。2～3 周后解除固定后，逐步作肩关节的各种主动锻炼，如：双手托天，小云手、手拉滑车、手指爬墙等。

很多原因可以造成肩关节僵硬、疼痛，其中最常见的是粘连性关节囊纤维炎或冻结肩。粘连性关节囊纤维炎病因不明，多发生于 40～60 岁，女性多发（女男比例约 1.3：1），好发于左侧（左右侧比例约 1.3：1）。病理表现为关节内的滑膜广泛血管化，无炎症细胞浸润，关节囊由成纤维细胞和胶原组成，造成关节囊容量的减小，从而直接导致盂肱关节活动度的降低。这种病理变化的机制仍是肌肉骨骼医学的不解之迷。根据关节各向活动度的下降,尤其是肩外旋受限,很容易做出冻结肩的诊断。另外,令人惊奇的是这种疾病具有自限性,即使未经治疗,也常常在平均 2.5 年内自愈,而药物和理疗的效果多不显著。如果患肩功能严重受限或患者强烈要求尽快改善症状,可以行关节镜下的关节囊松解。关节镜下关节囊松解术可以在局麻下门诊手术,术后症状可立即得到缓解。然而,术后通过物理治疗来保持手术获得的肩关节内外旋活动度是至关重要的,最终的手术效果很好。

陈旧性肩关节前脱位与后脱位的康复治疗在不同固定后,应视病情具体而定,一般 2 周后解除固定,改为屈肘悬吊,并进行手指、腕关节活动。3 周后解除悬吊固定,练习肩关节各方向活动,如左右开弓、手指爬墙、手拉滑车等,可配合理疗、按摩,中药熏洗和针灸等治疗,防止肩关节软组织挛缩与粘连,按摩推拿动作宜轻柔禁暴力,否则易引起骨化性肌炎发生。一般 2～3 个月后肩关节可恢复或接近正常功能。

第五节　肘关节脱位

肘关节脱位是肘部最常见的损伤,占全身各大关节脱位的第一位,约占 1/2,多发生于青少年,儿童和老年人少见,多为间接暴力所致。按脱位的方向,可分为前脱位,后脱位两种,后脱位最为常见。

由于尺骨冠状突较鹰嘴突低,所以对抗尺骨向后移位的能力较对抗前移位的能力差,常易导致肘关节向后脱位。肘关节由肱桡关节,肱尺关节和上尺桡关节所组成。这 3 个关节共包在一个关节囊内,有一个共同的关节腔。肘关节从整体上来说,以肱尺部为主,与肱桡部,上尺桡部协调运动,使肘关节作屈伸动作。构成肘关节的肱骨下端呈内外宽厚、前后扁薄状,其两侧的纤维层则增厚而形成桡侧副韧带和尺侧副韧带,关节囊的前后壁薄弱而松弛。

【病因病机】

1.后脱位

多由间接暴力所造成,患者跌倒时,上肢处于外展后伸位,肘关节伸直,手掌触地,外力沿尺骨纵轴上传,使肘关节过度后伸,以致鹰嘴尖端急骤撞击肱骨下端的鹰嘴窝,在肱尺关节处形成杠杆作用,使止于喙突上的肱前肌及肘关节囊的前壁被撕裂,肱骨下端前移位,尺骨半月切迹和桡骨小头同时滑向肘后方形成肘关节后脱位并时常合并冠状突或桡骨小头骨折。

2.前脱位

多因直接暴力所致。跌倒时,肘部于屈曲位,而尺骨鹰嘴突着地,全身重量推动鹰嘴骨,使肘关节前方韧带撕裂,肘关节筋腱断裂,鹰嘴突移位于肱骨下端前方而成肘关节前脱位。前脱位临床少见,常并发鹰嘴骨折,偶尔可出现肘关节分离脱位,因肱骨下端脱位后插入尺桡骨中间,使尺桡骨分离。

3.侧方脱位

由于环状韧带和骨间膜将尺桡骨比较牢靠地夹缚在一起,所以脱位时尺桡骨多同时向背侧移位。由于暴力作用不同,尺骨鹰嘴和桡骨头除向后移位外,有时还可以向桡侧或尺侧移位,形成肘关节侧方移位,向桡侧移位又可称为肘外侧脱位,向尺侧移位称为肘关节内侧脱位。

4.陈旧性肘关节脱位

肘关节脱位若超过 3 周未得到复位,即属陈旧性脱位。陈旧性肘关节脱位大多为失治误治所致,其症状同新鲜脱位,只是由于时间增长,血肿机化,肌腱韧带和软组织挛缩粘连而使手法复位困难。

脱位时肘窝部和肱三头肌腱被剥离,骨膜、韧带、关节囊被撕裂,以致在肘窝形成血肿,该血肿容易发生骨化,影响复位后肘关节的活动功能。另外,肘关节脱位可合并肱骨内上髁骨折,有的还夹入关节内而影响复位,若忽视将会造成不良的后果。移位严重的肘关节脱位,可能损伤血管与神经,应予以注意。

【诊断要点】

1.诊断依据

(1)有外伤史。

(2)肘部肿胀、疼痛,压痛、畸形、弹性固定,肘后三点正常关系改变,肘外径增宽,功能障碍。

(3)X 线摄片检查可明确诊断及了解是否合并骨折。

2.临床分类

(1)肘关节后脱位:肘关节肿胀、疼痛、压痛。肘关节弹性固定于 $150°\sim160°$ 左右的半屈曲位,呈靴状畸形,尺骨鹰嘴后突,肘后三点骨性标志的关系失常,前臂较健侧短缩,关节前后径增宽,左右径正常,鹰嘴上方凹陷或有空虚感。肘窝可能触及扁圆形光滑的肱骨下端,肘关节后外侧可触及脱出的桡骨小头。肘关节功能障碍。

X 线正位见尺桡骨近端与肱骨远端相重叠,侧位见尺桡骨近端脱出于肱骨远端后侧,有时可见喙突或桡骨小头骨折。

(2)肘关节前脱位:肘关节肿胀,疼痛,肘关节过伸,屈曲受限,肘窝部隆起,肘前可触及脱出的尺桡骨上端及尺骨鹰嘴,前臂较健侧变长,前臂有不同程度的旋前或旋后。

X 线侧位可见尺骨鹰嘴突出于肘前方,或合并尺骨鹰嘴骨折,尺桡骨上段向肘前方移位。

(3)肘关节侧方脱位:肘部呈严重的内翻或外翻畸形。肘关节内侧或外侧副韧带、关节囊和软组织损伤严重,肘部内外径增宽。内侧脱位时肱骨外髁明显突出,尺骨鹰嘴和桡骨小头向内侧移位;外侧脱位时,前臂呈旋前位,肱骨内髁明显突出,尺骨鹰嘴位于外髁外方,桡骨小头突出。

X 线可见外侧脱位尺骨半月切迹与外髁相接触,桡骨头移向肱骨头外侧,桡骨纵轴移向前方,前臂处于旋前位。内侧脱位时,尺骨鹰嘴、桡骨小头位于肱骨内髁内侧。

【鉴别诊断】

(1)肱骨髁上骨折。

(2)二者均有肘部肿痛及靴状畸形。前者好发于 10 岁以下儿童,肿胀明显,多伴有皮下瘀斑,髁上压痛明显,肘后三角关系正常,有骨擦音或异常活动,但无弹性固定,被动活动明显受限。

（3）肘部扭挫伤：肘部呈弥漫性肿胀、疼痛、功能障碍较轻，常见青紫瘀斑，肘内后压痛明显，肘后三角关系正常，无弹性固定与关节盂空虚，X线片无骨折、脱位征象。

【临床治疗】

1.保守治疗

（1）手法复位外固定：肘关节脱位应以手法整复为主。一般复位固定3周后去除外固定作功能锻炼。合并血管神经损伤者早期应密切观察，必要时行手术探查。对于陈旧性肘关节脱位，经手法整复失败者，可采用切开复位术。

1）后脱位复位法

①拔伸牵拉屈肘法：患者正坐凳上，助手持握患肢上臂下端，术者一手持握患腕，相对牵引，另一手拇指向下按压肱骨远端，余四指扣住患肘鹰嘴，在牵引同时，逐渐屈曲肘关节90°～135°，即可复位。

②手牵足蹬法：患者仰卧，术者站于患者外侧，用布缚绑其患者前臂，系于腰间，伸足踏其腋下，抓正前臂，倒腰向后，徐徐拔伸，以大拇指着力强按肱骨下端，以一手四指扣其肘后，另四指托其尺骨上端，屈曲肘关节，即可复位（见于《伤科汇纂》）。

③固定：肘关节后脱位用上法复位后，肘关节恢复无阻力的被动屈伸活动，其后用小夹板或长臂石膏托，或不用夹缚，三角巾悬吊前臂在功能位制动2～3周后，拆除固定，进行康复锻炼。

2）前脱位复位法：应遵循原路返回原则。如鹰嘴是从内向前脱位，复位时由前向内复位。术者一手握住肘部，另一手握住腕部，稍加牵引，保持患肢前臂旋内同时在前臂上段向后加压，听到复位的响声，即为复位。再将肘关节被动活动2～3次，无障碍时，将肘关节屈曲1350用小夹板或石膏固定3周。

合并有鹰嘴骨折的肘关节脱位，复位时前臂不需牵引，只需将尺桡骨上段向后加压，即可复位。复位后不作肘关节屈伸活动试验，以免导致骨折再移位，将肘关节保持伸直位或过伸位，此时尺骨鹰嘴近端向远端挤压，放上加压垫，用小夹板或石膏托固定4周。

3）侧方脱位复位法：术者双手握住肘关节，以双手拇指和其他手指使肱骨下端和尺桡骨近端向对方向移动即可使其复位。伸肘位固定3周后进行康复锻炼。

4）陈旧性肘关节脱位：患者取坐位或卧位，上臂和腕部分别由两名助手握持，作缓慢强力对抗牵引，术者两手拇指顶压尺骨鹰嘴突，余手指环握肱骨下端，肘关节稍过伸，当尺骨鹰嘴和桡骨头牵引至肱骨滑车和外髁下时，缓缓屈曲肘关节，若能屈肘90°以上，即为复位成功。此时鹰嘴后突畸形消失，肘后三角关系正常，肘关节外形恢复。复位成功后，将肘关节在90°～135°范围内反复屈伸3～5次，以便解除软组织卡压于关节间隙中，再按摩上臂、前臂肌肉，旋转前臂及屈伸腕、掌、指关节，以理顺筋骨，行气活血。然后将肘关节屈曲90°位以上，即可复位。行尺骨鹰嘴骨牵引，重量6～8kg，时间约1周。肘部、上臂行推拿按摩，并中药熏洗，使粘连、挛缩得以松解。在臂丛麻醉下，解除骨牵引，进行上臂、肘部按摩活动，慢慢行肘关节屈伸摇摆、内外旋转活动，范围由小到大，力量由轻到重，然后在助手上下分别牵引下，重复以上按摩舒筋手法,这样互相交替,直到肘关节周围的纤维粘连和瘢痕组织以及肱二、三头肌得到充分松解,伸展延长,方可进行整复。复位后,用石膏托或绷带固定2周,去除固定后,改用三角巾悬吊1周。

2.手术治疗

手法复位失败或有严重并发症。对于陈旧性肘关节脱位手法复位不成功者及骨化性肌炎明显者,可采用切开复位及关节切除术,根据关节软骨面损伤的情况决定,因关节软骨面完整是保证术后关节功能的主要条件。一般术后肘关节功能改善比较满意。常用术式有:①开放复位内固定术。适应于手法复位失败者;②肘关节形成术或固定术。适于陈旧性脱位;③关节囊和侧副韧带修补术,适应于侧副韧带损伤严重者;④肱二头肌肌腱止点移位术。适尖于习惯性脱位;⑤冠状突加骨阻挡术,适应于习惯性脱位。

3.药物治疗

早期多为瘀血阻络,治以活血祛瘀、消肿止痛。中期为气血留滞,治以行气活血,舒筋通络。后期为肝肾不足,治以补益肝肾,壮骨强筋。外敷用消定膏或活血散等,每隔2~3日换药一次,肿胀消退后改用外洗药方,至功能恢复。

4.康复治疗

肘关节脱位经复位后的康复治疗以运动疗法为主,一般用石膏托或绷带固定将患肢悬挂于胸前2周。即日开始在胸前固定位做指、腕主动练习。每个动作重复5~6次,可每天增加2次左右,达到20次。1周后,在同上准备姿势下增加指、腕的抗阻练习。第3周起,改用三角巾悬吊1周,同上准备姿势下作:肘旋前、旋后练习。

恢复期,去除悬挂带,增加肘关节后伸和前屈的主动运动,动作缓慢、柔和、幅度逐渐扩大。肘前屈和后伸的主动和助力练习。肘前屈和后伸的抗阻肌力练习。

患者从第3周起,逐步增加肘前屈、后伸、内旋和外旋的主动牵伸、被动牵引练习。

鼓励患者早期行肩、腕、手指各关节的活动。解除固定后,练习肘伸、屈及前臂旋转主动活动。禁止强力扳拉,防止关节周围软组织发生损伤性骨化。

此外,在运动疗法的同时可视病情而采用各种不同的物理治疗或针灸等疗法以期获到综合康复治疗的满意疗效。

第六节　桡骨头半脱位

小儿桡骨头半脱位又称为"牵拉肘",俗称"肘错环"或 Malgaigne 半脱位等。多发生于4岁以下幼儿,1~3岁发病率最高。男孩多于女孩。左侧比右侧多。因幼儿桡骨头发育尚不完全,头颈直径几乎相等,环状韧带也比较松弛,所以在外力的作用下,桡骨头即被环状韧带卡住发生,而半脱位。

【病因病机】

本病多由于腕和前臂被牵拉所致。桡骨头被环状韧带包绕,此韧带将桡骨头紧紧固定在尺骨桡切迹外侧。环状韧带借助肘关节的桡侧副韧带远侧纤维与肱骨附着。在尺骨桡切迹下缘和桡骨颈内侧缘有一纤维束附着,称方韧带。骨间膜的上缘为一斜形纤维束,起自鹰嘴,止于桡骨粗隆,其为斜索,走行方向与骨间膜相反。幼儿在肘关节伸直位前臂受外力牵拉肘,发育不完全的桡骨头不能良好地将环状韧带嵌于桡骨颈上,在外力作用下环状韧带滑出桡骨颈部而嵌于桡骨头顶部和肱桡关节之间,阻碍了肘关节和前臂的旋转功能。小儿行走时,大人握其前臂上提或迫牵拉,如楼梯或跌倒时拉起等,均是引起本病的常见原因。

【诊断要点】

(1)明确外伤史,幼儿患肢有无牵拉损伤史。

(2)临床症状与体征。

(3)X线检查无异常表现。

【临床治疗】

1.手法整复

术者一手握住患侧手腕部牵引,另一手握住其肱骨下端及肘关节,拇指压住桡骨头外侧处,并少施压力,持握患腕之手在牵引的同时,手掌向内旋转,在旋转的同时,外侧拇指常可感到弹响声,然后屈曲肘关节,便已复位。若个别内旋不能复位,可再伸直肘关节,并向外旋转、屈曲肘关节,则可复位。复位后,少待片刻,患儿肘部疼痛消失,则能屈肘取物或上举。

2.康复治疗

复位后无须特殊固定,嘱家长近期内在日常生活中避免牵拉患肢,以防再脱。若为习惯性脱位,可将患肢悬吊屈肘功能位于胸前1~2周。

第七节　腕部脱位

一、月骨脱位

腕骨中以月骨脱位最常见,可向掌侧或背侧脱出。月骨,古名高骨,上接桡骨下端,下邻头状骨,左右分居舟骨、三角骨。在维持腕的稳定性、协调桡腕关节、腕间关节运动等方面起着重要作用。腕骨中以月骨最易脱位。月骨掌侧为四方形、背侧较尖,侧面观呈半月形,远端为一凹面,头状骨坐落在其凹面上,近端为凸面,与桡骨远端的凹面形成关节,内侧与三角骨、外侧与舟状骨互相构成关节面。正常X线片月骨正位观为四方形,侧位为新月形。由于月骨形状似月,前宽后窄,脱位以向掌侧脱出最为常见,向背侧脱位极少见。由于月骨的前面为腕管,故月骨掌侧脱位可压迫正中神经。

【病因病机】

月骨脱位多为传达暴力所致,不慎跌倒,手掌着地,手腕极度背伸位受伤。月骨被桡骨下端和头状骨挤压向掌侧移位,舟月骨间韧带、月三角韧带、月头掌侧韧带及关节囊破裂造成月骨周围脱位,头状骨位于月骨的背侧,此时月骨压迫屈指肌腱,腕由背伸而转为掌屈,头状骨从背侧挤压月骨的背侧,从而使桡月背侧韧带断裂造成月骨向掌侧脱位。

月骨坏死的病理改变为骨细胞变性、坏死,骨质硬化,其周围的骨组织脱钙,呈现疏松现象。继后则骨碎裂,局限性骨组织吸收,呈囊样改变。最终由于肌张力和负重的压力,坏死骨块变形,而导致邻近骨端边缘增生,形成骨刺,又继发创伤性关节炎。

从侧位观可见头状骨纵轴与桡骨纵轴相一致,月骨则向掌侧旋转90°甚至超过90°脱位,将正中神经、屈指和屈拇肌腱向掌侧推移。因为营养月骨的细小血管经韧带进入月骨,当月骨脱位时,桡月背侧、掌侧等韧带有扭曲或断裂,血运遭到破坏,极易造成月骨缺血性坏死。

【诊断要点】

(1)有明显外伤史,受伤时手掌着地、腕部背伸。

(2)腕部掌侧疼痛肿胀,鼻烟窝肿痛、压痛明显,并有纵轴叩击痛。局部隆起,腕关节屈曲位,不能背伸,中指不能完全伸直。

(3)握拳时第3掌骨头明显塌陷,叩击该掌骨头,则明显疼痛。

(4)脱位的月骨压迫正中神经出现急性腕管综合征,正中神经支配的桡侧3个半指掌侧麻木、活动受限、拇指不能对掌。

(5)X线斜位片可见舟骨骨折征。正位片显示月骨由正常的四方形变成三角形,月骨凸而转向头状骨,头状骨向近侧移位;侧位片可见月骨凹面与头状骨分离而转向掌侧,凸面向背侧。月骨可旋转90°～270°。

【临床治疗】

1.保守治疗

对于新鲜月骨脱位,应及早在臂丛麻醉或局麻下手法复位。

(1)手法复位

1)拇指整复法:患者取坐位,麻醉生效后,肘关节屈曲90°,前臂中立位,患腕背伸位。两助手分别握住肘部和手指对抗牵引,在拔伸牵引下,前臂旋后,徐徐使前臂旋后(即仰掌),腕关节逐渐背伸,使桡骨与头状骨之间的关节间隙加宽,术者两手握住患者腕部,两手拇指用力推压月骨凹面的远端,迫使月骨进入桡骨和头状骨间隙,助手同时使腕在对抗牵手中逐渐掌屈至45°,当感到有复位声响,中指可以伸直时,则表明已复位,复查X线片以证实。

2)针拨复位法:患者端坐位,麻醉生效后,在严格无菌操作及X线透视下,两助手趁患腕背伸对抗牵引,术者用20号注射针头或细钢针,顶月骨凹面的远端,使之复位,然后固定患腕于掌屈45°。

2.手术治疗

(1)适应证

1)陈旧性脱位。

2)手法复位失败者。

3)月骨坏死及合并创伤性关节炎。

(2)术式

1)切开复位术。适应于手法整复失败者。

2)月骨摘除术。适应于部分陈旧性脱位及月骨坏死合并创伤性关节炎。

3.固定方法

复位后,用石膏托或塑形夹板将腕关节固定于掌屈约 45°位,1 周后改为腕中立位,再固定 2 周。

4.药物治疗

三期辨证治疗,内服与外敷相结合,药物同肘关节脱位所用。

5.康复治疗

康复治疗应嘱患者以练功活动为主,早期固定时主动作掌指关节与指间关节屈伸活动,3 周后解除固定,逐渐进行腕关节主动屈伸活动,同时行理疗及中药熏洗综合康复疗法。月骨切除术后,固定 1 周即可开始腕关节功能锻炼,一般以后对腕关节功能影响不大。

二、舟骨、月骨周围腕骨脱位

舟骨月骨周围脱位系指除舟、月骨与桡骨远端仍保持正常关系外,腕部诸骨向掌侧或背侧脱出。

【病因病机】

跌倒时,腕背伸位手掌着地,地面反冲力作用于掌骨和远端腕骨,以致腕骨间韧带及关节囊破裂,月骨仍保持在原位,其他腕骨向后、向上、向外侧移位,造成舟骨月骨周围脱位,此种脱位是月骨与头状骨之间的脱位。

【诊断要点】

(1)有外伤史,一般为腕背伸位手掌着地。

(2)脱位后腕部疼痛、肿胀、压痛,腕关节活动障碍,叩击 2~4 掌骨头时,腕部疼痛。

(3)X 线正位片示腕骨向桡侧移位,有时腕骨诸骨辨别不清,侧位片可见月骨与桡骨远端仍保持正常解剖关系,其他腕骨则移位到月骨的后上方。

【鉴别诊断】

1.腕三角纤维软骨损伤

腕尺持续疼痛及压痛,突然旋转或抗阻力旋转疼痛加重,碘剂造影可见三角软骨破裂,而无关节脱位征。

2.腕关节韧带损伤

痛点局限于受损韧带的起止点,活动腕部痛剧。如下尺桡韧带撕裂,则见尺骨小头隆起,按之有浮动感,慢性韧带损伤,局部广泛疼痛及放散痛,腕活动时可有响声。X 线片无骨折、脱位现象。

3.月骨脱位

腕掌侧隆起、压痛,中指难伸,手桡侧感觉障碍。X 线片仅见月骨从腕骨中脱出。

【临床治疗】

1.手法整复

复位前患者取坐位,两助手,一助手牵前臂上端,另一助手充分旋后位牵引手指,对抗牵引 3~5 分钟,术者两拇指由背侧,向掌侧、尺侧用力推压脱位之腕骨,即可复位。

2.固定

复位后,将腕关节用小夹板或石膏托固定于屈曲45°,位3周后解除固定。

3.康复治疗

早期用夹板或石膏托固定期间,可行掌指及指指之间的功能锻炼,3周后解除固定可行腕关节功能活动。后期可配合中药熏洗。以防止关节粘连及功能障碍。

三、腕掌关节脱位

单纯闭合性腕掌关节脱位少见,故易漏诊。但有时可见开放性腕关节脱位及脱位并发骨折。

【病因病机】

腕掌关节脱位多为直接暴力所致,跌仆,坠落时,手掌撑地或手背着地,腕关节过度背伸或掌屈所致,也有机械挫伤或过度旋拧损伤。一般造成第一掌腕关节脱位者较为多见。

【诊断要点】

(1)有外伤史。

(2)腕关节肿胀、疼痛、畸形明显,手背隆起,伸指肌腱紧张。若用手检查时,可摸到第一掌骨头向外突出,第一腕掌关节处凸出,肿胀明显。如用手向下压迫,即能复位,且听到骨入骱声,但松手则又滑脱。

(3)X线摄片检查可明确诊断。

【临床治疗】

1.非手术治疗

(1)第1腕掌关节脱位:患者坐位,局麻下,助手握前臂,术者一手握患腕拇指(可用绷带系在拇指上牵拉),在外展位拔伸牵引,另一手拇指置于第1掌骨基底部,由背侧向掌侧推挤,迫使其复位。

(2)第2~5掌关节脱位:患者仰卧位,臂丛麻醉,前臂旋前位,助手握患者第2~5指作牵引,术者双手环抱腕部,在对抗牵引的同时向背侧端提,两拇指将掌骨基底部由背侧向掌侧用力按压。

2.固定

整复后,可外敷消肿药膏如消定膏,绷带包扎,在腕部背侧放一平垫,桡骨下端骨折夹板固定,屈肘中立位,绷带或三角巾搭项悬挂胸前,或用短臂石膏固定于功能位,固定2周。

3.康复治疗

固定期间经掌活动患侧上肢肩、肘及脂间关节。去除固定后,逐步练习腕关节及掌指关节的功能活动,直至功能恢复。

第八节　掌指关节及指间关节脱位

一、掌指关节脱位掌指关节脱位

多见于拇指和示指,第 2～5 掌指关节脱位均合并有掌骨间关节脱位。掌指关节由掌骨头和第 1 节指骨基底构成,第 2～5 指的掌指关节为球窝关节,有屈、伸、内收、外展与环转的运动功能,关节的两侧均有副韧带、对关节起稳定作用。掌指关节脱位以向掌侧脱位者居多,且第 1～2 掌指关节脱位较多见,多发于青年人。

【病因病机】

当手指受到过伸暴力,可使其掌侧关节囊撕裂,掌骨头突出关节囊而滑向掌侧皮下,指骨基底移于掌骨头背侧而成背侧脱位;手指过度屈曲,受到强大外力挫伤,掌骨头移向背侧,指骨基底部移于掌骨头掌侧而成掌侧脱位。后者较少见。如关节囊裂口较小或肌腱将掌骨颈嵌住,则形成纽扣被扣眼卡夹样脱位造成复位困难。

【诊断要点】

(1)有明显外伤史。

(2)腕部肿胀、疼痛、畸形,掌指关节过伸,短缩,指间关节屈曲,呈弹性固定,主动伸屈活动障碍,掌指关节掌侧可触及掌骨头。若为侧方脱位,指侧有侧屈畸形,掌指关节前、侧方可触及掌骨头。

(3)X 线检查正位片可见关节间隙消失,斜位片可见明显脱位。

【鉴别诊断】

掌指关节、指间关节扭挫伤,伤后关节剧痛,迅即肿胀,畸形不明显,掌指关节不能主动伸直,手指活动受限。X 线片无骨折脱位征象。

【治疗】

掌指关节脱位复位较容易,整复后须注意是否合并有韧带断裂。若有,需按韧带损伤治疗。对背侧脱位采用倒程逆施复位法,患者坐位,助手固定前臂,术者一手持牵患指,一拇指捏持掌骨,先顺势拔伸牵引,扩大畸形,然后在牵引下,推指骨基底部向掌侧即可复位。对嵌卡性脱位,不能牵拉患指,因越牵拉,嵌卡越紧,不易复位。

1.非手术治疗

(1)拇指掌指关节脱位:在臂丛麻醉下,患者座位,术者用一绷带绕结于患者拇指上进行过伸位持续牵引,另一手拇指置于患者基底部背侧向远端推挤,同时逐渐屈曲拇指掌指关节,即可复位。

(2)第 2～5 掌指关节脱位,用塑形夹板、铝板或石膏条将拇指腕掌关节固定在轻度前屈、外展及掌位。第 2～5 腕掌关节脱位,在掌骨基底部背侧加压垫,用塑形夹板固定腕掌关节于功能位。固定 3～4 周。

(3)固定复位后保持掌指关节稍屈曲位,用铝条或石膏条固定 2～3 周。

2.手术治疗

(1)适应证

①嵌卡性脱位,手法复位失败。

②合并骨折,骨折片明显分离移位,旋转或嵌入关节间隙,导致手法复位失败,或复位后不能维持对位者。

③合并侧副韧带断裂者,则需手术修补侧副韧带。

④陈旧性掌指关节脱位可行关节融合术。

(2)手术:对于嵌卡性脱位经手法治疗失败者,多次手法整复失败或有软组织嵌夹阻碍复位及陈旧性脱位。可选用切开复位术适应于手法复位失败者。掌指关节成形术,适应于陈旧性脱位者。

(3)固定:术后用背侧石膏托或支具控制掌指关节,防止过伸即可,但勿绝对制动。

3.康复治疗

复位后,早期可行患肢各远侧指间关节的活动;拆除固定后行掌指及指间关节的功能锻炼。

术后外固定于功能位 3～4 周,进行逐步功能锻炼,后期配合理疗、中药熏洗以恢复关节功能。

二、指间关节脱位

多见于青壮年及体力劳动者。多向背侧伴侧方移位,掌侧脱位罕见。

【病因病机】

多因直接暴力使关节极度过伸、扭转或侧方挤压造成关节囊破裂、侧副韧带撕裂而引起,甚至伴有指骨基底部骨片撕脱。脱位的方向大多是远节指骨向背侧移位,同时向侧方偏移。向掌侧移位者非常少见。

【诊断要点】

(1)有外伤史。

(2)局部肿胀、疼痛、压痛、畸形明显,手指呈背伸或侧弯、弹性固定,功能丧失。X线检查可明确基底部有无骨折。

(3)X线摄片检查可明确诊断。

【鉴别诊断】

指骨骨折:亦有手指肿痛、屈伸障碍,但可见成角畸形及锤状指畸形,有骨擦音及异常活动,无弹性固定。X线片有骨折征。

【临床治疗】

1.非手术治疗

患者坐凳上,一助手固定前臂,术者一手拉脱位的患指远端,一手持住近端指骨。先顺势拔伸牵引,视其情况采用提按手法,提按指骨远端,并屈曲之,即可复位。复位后以胶布粘贴将指间关节固定在 90°,外敷消肿药膏如消定膏,绷带包扎 2～3 周。

2.手要治疗

(1)适应证

①手法整复失败或复位后不能维持对位者。

②合并侧副韧带断裂者。

③陈旧性指间关节脱位。

(2)术式

①切开复位内固定术。适应于手法复位失败者。

②侧副韧带修补术。适于侧副韧带断裂者。

③指间关节成形术或功能位融合术。适应于陈旧性脱位。

3.药物治疗

初期宜用活血化瘀,消肿止痛药物,如活血舒肝汤、接骨七厘片;后期以壮筋骨、通利关节为原则可服用筋骨痛消丸等。外敷活血止痛膏,解除固定后可配合药物熏洗,以恢复其功能。

4.康复治疗

手法整复后,关节固定于功能位,早期需重视患指以外手指的功能锻炼,取出固定后,可作患指指间关节的主动屈伸活动,活动范围由小到大,逐渐进行。此种损伤,多有关节肥大,骨膜增生症状。

术后外固定于功能位3～4周,同上逐步进行功能锻炼,并配合理疗、中药熏洗以恢复关节功能。

第九节　髋关节脱位

髋关节的结构相当稳定,只有强大的暴力才可引起脱位,其发病率在大关节脱位中为第三位。故患者多为活动力强的青壮年男性,以后脱位多见。髋关节骨性结构由髋臼和股骨头组成。髋臼位于髋骨外侧中部,朝向前外下方。髋臼下缘之缺口,由位于髋臼切迹之间的横韧带弥补,使之成为完整的球窝。通过髋臼切迹与横韧带之间的小孔,圆韧带动脉进入股骨头。髋臼及横韧带四周镶以一圈关节盂缘软骨,借以增加髋臼深度。股骨头呈球状,其2/3纳入髋臼内。

除骨性稳定外,关节囊及周围韧带、肌肉对髋关节的稳定亦起重要作用。髋关节关节囊坚韧,由浅层的纵行纤维及深层的横行纤维构成。关节囊的前后均有韧带加强,这些韧带与关节囊的纤维层紧密交错,以致不能互相分离。髂股韧带位于髋关节囊之前,呈倒"Y"形,位于股直肌深面,与关节囊前壁纤维层紧密相连。其尖端起于髂前下棘,向下分为两束,分别抵于转子间线的上部及下部。在伸髋及髋外旋时,该韧带特别紧张。在髋关节的所有动作中,除屈曲外,髂股韧带均保持一定紧张状态。髋关节脱位时,即以此韧带为支点,使患肢保持特有的姿势;而在整复髋关节脱位时,亦利用此韧带为支点复位。

根据脱位后股骨头所处在髂前上棘与坐骨结节连线的前、后位置,可分为前脱位、后脱位及中心性脱位。根据脱位后至整复时间的长短,可分为新鲜及陈旧脱位,前脱位又可分为耻骨部脱位和闭孔脱位,后脱位又可分为髂骨部脱位和坐骨部脱位。脱位超过 3 周以上为陈旧性脱位。临床上以后脱位多见。

【病因病机】

直接暴力和间接暴力均可引起脱位,以间接暴力多见。髋关节结构稳定,一旦发生脱位,则说明外力相当强大,因而在脱位的同时,软组织损伤亦较严重,且往往合并其他部位多发损伤。本病多因车祸、塌方、堕坠等引起。

1.后脱位

后脱位多因间接暴力所致。当屈髋90°时,过度内旋内收股骨干,使股骨颈前缘紧抵髋臼前缘支点。此时,股骨头位于较薄弱的关节囊后下方,当受到前方来自腿部、膝前向后及后方作用于腰背部向前的暴力作用时,可使股骨头冲破关节囊而脱出髋臼,发生后脱位。或当屈髋90°,来自膝前方的暴力由前向后冲击,暴力可通过股骨干传递到股骨头,在造成髋臼或股骨头骨折后发生脱位。关节囊后下部撕裂,髂股韧带多保持完整。

2.前脱位

当髋关节因外力强度外展、外旋时,大转子顶部与髋臼上缘接触,股骨头因受杠杆作用而被顶出髋臼,突破关节囊的前下方,形成前脱位。脱位后,若股骨头停留在耻骨支水平,则为耻骨部脱位,可引起股动、静脉受压而出现下肢血循环障碍;若股骨头停留在闭孔,则成为闭孔脱位,可压迫闭孔神经而出现麻痹。

3.中心性脱位

暴力从外侧作用于大转子外侧时,可传递到股骨头而冲击髋臼底部,引起臼底骨折。当暴力继续作用,股骨头可连同髋臼的骨折块一同向盆腔内移位,成为中心性脱位;或当髋关节在轻度外展位,顺股骨纵轴加以冲击外力,也可引起中心性脱位。中心性脱位必然引起髋臼骨折,骨折可成块状或粉碎。中心性脱位时,关节软骨损伤一般较严重,而关节囊及韧带损伤则相对较轻。严重的脱位,股骨头整个从髋臼骨折的底部穿入骨盆,股骨颈部被髋臼骨折片夹住,复位困难。

4.髋关节外侧脱位

因临床上极少见,目前尚无成熟的分型。

5.陈旧性脱位

超过 3 周,则为陈旧性脱位。此时,主要是周围肌腱、肌肉挛缩,髋臼内有纤维瘢痕组织充填,撕破的关节囊裂口已愈合,血肿机化或纤维化后包绕股骨头;长时间的肢体活动受限,可发生骨质疏松及脱钙。

有时,特别强大的暴力可在造成脱位的同时造成股骨干骨折。发生时,多是先造成脱位,然后暴力或杠杆力继续作用于股骨干再造成骨折。此种类型较常见于后脱位。

【临床分型】

根据脱位的方向,分为 4 种类型:后脱位、前脱位、中心性脱位及外侧脱位。

1.Thompson 和 Epstein

按髋关节后脱位合并骨折的程度将髋关节后脱位分为 5 型,该分型缺少髋关节后脱位合并股骨颈骨折类型。

Ⅰ型:单纯脱位或伴有髋臼后壁小骨折片。

Ⅱ型:股骨头脱位伴有髋臼后壁一大的骨折片。

Ⅲ型:股骨头脱位伴有髋臼后壁粉碎骨折。

Ⅳ型:股骨头脱位伴有髋臼后壁和髋臼顶骨折。

Ⅴ型:股骨头脱位伴有股骨头骨折。

2.髋关节前脱位分型

(1)闭孔型:此型多见,股骨头脱位于闭孔前,可分为 3 型。

Ⅰ型:单纯脱位。

Ⅱ型:股骨头脱位伴有股骨头骨折。

Ⅲ型:股骨头脱位伴有髋臼骨折。

(2)耻骨型:此型较少见,股骨头脱位于前上方,达耻骨横支水平。亦可分为 3 型:

Ⅰ型:单纯脱位。

Ⅱ型:股骨头脱位伴有股骨头骨折。

Ⅲ型:股骨头脱位伴有髋臼骨折。

3.Carnesale

根据髋臼的分离和移位程度将髋关节中心性脱位分为 3 型。

Ⅰ型:中央型脱位,但未影响髋臼的负重穹隆部。

Ⅱ型:中央型脱位伴骨折,影响负重的穹隆部。

Ⅲ型:髋臼有分离伴髋关节向后脱位。

4.髋关节外侧脱位

因临床上极少见,目前尚无成熟的分型。

【诊断要点】

有明显的外伤史,伤后患髋疼痛、肿胀,功能障碍,畸形并弹性固定。不同方向脱位,有不同表现。

1.后脱位

伤后患髋痛,患肢呈屈曲、内收、内旋及缩短的典型畸形。大粗隆向后上移位,常于臀部触及隆起的股骨头。髋关节主动活动丧失,被动活动时出现疼痛加重及保护性痉挛。若髂股韧带同时断裂(少见),则患肢短缩、外旋。X 线摄片检查见股骨头呈内旋内收位,位于髋臼的外上方,股骨颈内侧缘与闭孔上缘所连的弧线(申通线)中断。对每一例髋关节后脱位的患者都应该认真检查有无坐骨神经损伤,且应注意有无同侧股骨干骨折。

2.前脱位

患肢疼痛,呈外展、外旋和轻度屈曲的典型畸形,并较健肢长。在闭孔附近或腹股沟韧带附近可扪及股骨头。若股骨头停留在耻骨上支水平,则压迫股动、静脉而出现下肢血液循环障碍,可见患肢大腿以下苍白、青紫、发凉,足背动脉及胫后动脉搏动减弱或消失。若停留在闭孔内,则可压迫闭孔神经而出现麻痹症状拍摄 X 线片可见股骨头在闭孔内或耻骨上支附近,股骨头呈极度外展、外旋位,小转子完全显露。

3.中心性脱位

髋部肿胀多不明显,但疼痛显著,下肢功能障碍。脱位严重的,患肢可有短缩,大转子不易扪及,阔筋膜张肌及髂胫束松弛。骨盆分离及挤压试验时疼痛,有轴向叩击痛。若骨盆骨折血肿形成,患侧下腹部有压痛,肛门指检常在伤侧有触痛。X 线检查可显示髋臼底部骨折及突向盆腔的股骨头,CT 检查可明确髋臼骨折的具体情况。

4.陈旧性脱位

症状、体征同上述,但时间已超过 3 周,弹性固定更为明显。X 线照片检查可见局部血肿机化,或时间长而出现股骨头、颈部骨质疏松,或有关节面呈不规则改变。陈旧性脱位以后脱位多见。脱位可合并髋臼缘骨折或股骨干骨折。臼缘骨折一般在 X 线摄片上可显示,而临床上不易扪及,可因骨折块大而压迫或直接刺伤坐骨神经。强大暴力造成的股骨干骨折,可见除髋关节脱位症状外,并有患侧大腿肿胀、疼痛、异常活动和骨擦音,并有成角、缩短畸形。患处压痛及纵轴叩击痛明显。X 线摄片显示:当后脱位合并股骨干上 1/3 骨折时,近折端内收,或骨折向内成角;前脱位合并骨折时,近近端呈极度屈曲、外展畸形。

【鉴别诊断】

1.股骨颈骨折

见表 4-2。

表 4-2　股骨颈骨折与髋关节脱位的鉴别要点

鉴别要点	股骨颈骨折	髋关节脱位
发病年龄	老年人多见	多发生青壮年
病因	有外伤史,暴力不大	强大暴力引起
伤肢情况	伤肢缩短,呈外旋、外展畸形,功能障碍	后脱位时伤肢呈屈曲、内收、内旋、缩短畸形;前脱位时呈外展、外旋、屈曲、增长畸形、功能障碍
大粗隆	不变或上移	后脱位上移,前脱位下移或触不清
特有体征	有骨擦音,无弹性固定	有弹性固定,无骨擦音
X 线片	可见骨折部位及类型	可见脱位类型及是否合并骨折

2.髋部扭挫伤

局部肿痛较明显,常有皮下瘀斑,功能障碍较轻,可呈保护性姿态(如拖拉步态、骨盆倾斜等),无关节盂空虚及弹性固定。X 线摄片检查无异常。

【临床治疗】

髋关节脱位合并股骨头骨折、髋臼骨折等的治疗可参阅相关章节,本节重点阐述单纯性髋关节脱位的治疗。新鲜髋关节脱位应尽早复位,延迟治疗其关节软骨面退变和股骨头缺血坏死率则显著增加。如患者一般情况差,应积极改善,待生命体征平稳后再行整复。

1.整复方法

新鲜脱位,一般以手法闭合复位为主;陈旧性脱位,力争手法复位,若有困难,可考虑切开复位;脱位合并臼缘骨折,一般随脱位的整复,骨折亦随之复位;合并股骨干骨折,先整复脱位,再整复骨折。手法复位在全身麻醉或腰麻下进行,如果难以复位则行手术切开复位。

(1)后脱位复位手法

1)屈髋拔伸法(Allis 法):患者仰卧于木板床或铺于地面的木板上,助手以两手按压髂前上棘以固定骨盆,术者面向患者,弯腰站立,骑跨于患肢上,用双前臂、肘窝扣在患肢腘窝部,使其屈髋、屈膝各 90°。先在内旋、内收位顺势拔伸,然后垂直向上拔伸牵引,使股骨头接近关节囊裂口,略将患肢旋转,促使股骨头滑入髋臼,当听到入臼声后,再将患肢伸直,即可复位。

2)回旋复位法:患者仰卧,助手以双手按压双侧髂前上棘固定骨盆,术者立于患侧,一手握住患肢踝部,另一手以肘窝提托腘窝部,在向上提拉的基础上,将大腿内收、内旋,髋关节极度屈曲,使膝部贴近腹壁,然后将患肢外展、外旋、伸直。在此过程中,听到入臼声,复位即告成功。因为此法的屈曲、外展、外旋、伸直是一连续动作,形状恰似一个问号"?"(左侧)或反问号"?"(右侧),故亦称为画问号复位法。

3)拔伸足蹬法:患者仰卧,术者两手握患肢踝部,用一足外缘蹬于坐骨结节及腹股沟内侧(左髋脱位用左足,右髋脱位用右足),手拉足蹬,身体后仰,协同用力,两手可略将患肢旋转,即可复位。

4)俯卧下垂法:患者俯卧于床缘,双下肢完全置于床外。健肢由助手扶持,保持在伸直水平位。患肢下垂,助手用双手固定骨盆,术者一手握其踝关节上方,使屈膝 90°,利用患肢的重量向下牵引,术者在牵引过程中,可轻旋患侧大腿,用另一手加压于腘窝,增加牵引力,使其复位。

(2)前脱位复位手法

1)屈髋拔伸法:患者仰卧于铺于地面的木板上,一助手将骨盆固定,另一助手将患肢微屈膝,并在髋外展、外旋位渐渐向上拔伸至屈髋 90°;术者双手环抱大腿根部,将大腿根部向后外方按压,可使股骨头回纳髋臼内。

2)侧牵复位法:患者仰卧于木板床上。一助手以两手按压两髂前上棘以固定骨盆,另一助手用一宽布绕过大腿根部内侧,向外上方牵拉,术者两手分别扶持患膝及踝部,连续伸屈患髋,在伸屈过程中,可慢慢内收内旋患肢,即感到腿部突然弹动,同时可听到响声,畸形随着响声消失,此为复位成功。

3)反回旋法:其操作步骤与后脱位相反,先将髋关节外展、外旋,然后屈髋、屈膝,再内收、内旋,最后伸直下肢。

(3)中心性脱位复位手法

1)拔伸扳拉法:若轻微移位,可用此法。患者仰卧,一助手握患肢踝部,使足中立,髋外展大约 30°,在此位置下拔伸旋转,另一助手把患者腋窝行反向牵引。术者立于患侧,先用宽布带绕,过患侧大腿根部,一手推骨盆向健侧,另一手抓住绕大腿根部之布带向外拔拉,可将内移之股骨头拉出。触摸大转子,与健侧相比,两侧至对称,即为复位成功。

2)牵引复位法:适用于股骨头突入骨盆腔较严重的患者。患者仰卧位,患侧用股骨髁上牵引,重量 8～12kg,可逐步复位。若复位不成功,可在大转子部前后位骨圆针贯穿,或在大转子部钻入一带环螺丝钉,做侧方牵引,侧牵引重量 5～7kg,在向下、向外两个分力同时作用下,可将股骨头牵出。经床边 X 线摄片,确实已将股骨头拉出复位后,减轻髁上及侧方牵引重量至维持量,继续牵引 8～10 周。用此法复位,往往可将移位的骨折片与脱位的股骨头一齐拉出。

(4)陈旧性脱位复位手法:一般来讲,脱位未超过 2 个月者,仍存在闭合复位的可能,可先试行手法复位。在行手法复位前,先行股骨髁上牵引 12 周,重量 10～20kg,由原来的内收、内旋和屈髋位逐渐改变牵引方向,至伸直和外展位,待股骨头牵至髋臼水平或更低,即可在麻醉下行手法复位。施行手法时,用力应由轻到重,活动范围应由小到大,逐步解除股骨头周围的粘连。松动至最大限度,再按新鲜脱位的手法复位。切忌使用暴力,以防发生股骨头塌陷或股骨颈骨折等并发症。如手法复位遭遇困难,不应勉强反复进行而应改行手术治疗。

(5)合并同侧股骨干骨折复位手法:两处损伤的处理顺序,应视具体情况而定。在多数情况下,先处理髋关节脱位为宜。复位方法,用一斯氏针穿过股骨粗隆部或用一螺丝装置拧入股骨近端,用以牵拉复位。有人认为在充分麻醉下,仍有可能通过徒手牵引,同时推挤股骨头而获得复位,并非必须使用辅助牵引装置。对股骨干骨折,多主张行切开复位内固定术。

2.固定方法

复位后,可采用皮肤牵引或骨牵引固定,患肢两侧置沙袋防止内、外旋,牵引重量 57kg,通常牵引 3～4 周,中心脱位牵引 6～8 周,要待髋臼骨折愈合后才可考虑解除牵引。合并同侧股骨干骨折者,一般以股骨髁上骨牵引,牵引时主要考虑股骨干骨折的部位及移位方向,时间及注意事项与股骨干骨折相同。

3.手术疗法

(1)适应证:①脱位合并大块臼缘骨折,妨碍手法复位者,可行切开复位,螺丝钉固定骨折块,修补关节囊。中心脱位,骨折块夹住股骨头难以脱出者,亦可考虑切开复位。②如臼底骨折为粉碎者,则不宜切开复位。③如考虑有坐骨神经、闭孔神经、股动、静脉受压,手法复位不能解除压迫,则应尽快切开复位,以便及时解除压迫。④复位后,持续的足背或胫后动脉搏动消失,是手术探查动脉的指征。⑤坐骨神经损伤,一般是压迫所致。如考虑为臼缘骨折块脱落压迫,要及时去除压迫,使神经早日恢复。⑥陈旧性脱位时间在 36 个月者,以及上述闭合复位失败者,可行手术切开复位。脱位时间已超过 6 个月以及上述不宜再复位的患者,截骨术往往是首先考虑的治疗方法,可通过截骨矫正畸形,恢复负重力线,改进功能。

(2)手术方法:①切开复位或切开复位内固定术。②髋关节重建术或融合术。③人工髋关节置换术。

4.药物治疗

损伤早期,以活血化瘀为主。患处肿胀、疼痛较甚,方选活血舒肝汤;腹胀、大便秘结、口干舌燥苔黄者,宜加通腑泄热药如厚朴、枳实、芒硝等。中期理气活血调理脾胃,兼补肝肾,以四物汤加续断、五加皮、牛膝、陈皮、茯苓等。后期补气血、养肝肾、壮筋骨、利关节,方选健步虎潜丸或六味地黄丸。

5.练功活动

整复后即可在牵引制动下,行股四头肌及踝关节锻炼。解除固定后可先在床上做屈髋、屈膝、内收、外展及内、外旋锻炼。以后逐步做扶拐不负重锻炼。3个月后,做 X 线摄片检查,见股骨头血供良好,方能下地做下蹲、行走等负重锻炼。中心性脱位,关节面因有破坏,床上练习可适当提早,而负重锻炼则应相对推迟,以减少创伤性关节炎及股骨头缺血性坏死的发生。

6.康复治疗

(1)早期:整复后在牵引制动下,可行股四头肌收缩及踝关节屈伸活动,有利于气血畅通,促进肿胀消退,防止肌肉萎缩,恢复软组织力学平衡。

(2)中期:维持牵引固定。继续行股四头肌收缩及踝关节屈伸活动,防止肌肉萎缩,恢复软组织力学平衡。

(3)后期:解除牵引后,可先在床上行屈髋屈膝,及髋关节内收、外展、内旋、外旋等功能活动,以后逐步扶双拐不负重活动;3个月后行 MRI 或 X 线检查未发现有股骨头缺血性坏死,方可下地行下蹲、行走等负重锻炼。对于中心型髋关节脱位者,床上练习可适当提早,负重活动相对延迟,以减少创伤性关节炎及股骨头缺血性坏死的发生。

第十节　膝关节脱位

膝关节脱位比较少见,其发生率占全身关节脱位的 0.6%,多见于青壮年人。膝关节是人体最大、结构最复杂的关节。由股骨下端、胫骨上端和髌骨的关节面构成。属屈戌关节。其借助关节囊、内外侧副韧带、前后十字韧带、半月板等相连接的加固,周围有坚强的韧带和肌肉保护而保持稳定。膝关节有向外约 15° 的外翻角。膝关节的主要功能是负重与屈伸运动,在屈曲位时,有轻度的内、外旋及内收、外展活动。

膝关节由于结构复杂、坚强的韧带和关节囊维持、关节面接触较宽,因此在一般外力下很难使其脱位,只有在遭受强大暴力时,周围软组织大部分被破坏时,其稳定性丧失,才可导致脱位。一旦发生脱位,即伴有广泛的关节囊及韧带撕裂带合并骨折如胫骨结节、胫骨棘、胫骨髁、股骨髁等的撕脱或挤压性骨折及侧副韧带、十字韧带、关节囊等软组织和腘动脉、腘静脉和腓总神经等损伤。半月板也多同时受累及。血管与神经损伤如果诊治不当,可导致严重后果乃至截肢。

膝关节脱位并发血管神经损伤的发生率为 50%~54%,膝关节脱位并发神经损伤的发生率占据 16%~43%。

根据脱位后胫骨上端所处位置及暴力作用方向,可分为膝关节前脱位、膝关节后脱位、膝关节内侧脱位、膝关节外侧脱位、膝关节旋转脱位 5 种,其中以前脱位最常见,其余较少见。前脱位的发生率是后脱位的两倍,内侧脱位仅是前脱位的 1/8。根据胫骨髁及股骨髁完全分离或部分分离,可以分为完全脱位或部分脱位。

【病因病机】

膝关节脱位由强大的直接暴力及间接暴力引起,以直接暴力居多。其中,前脱位最常见,内、外侧及旋转脱位较少见。如从高处跌下、车祸、塌方等暴力直接撞击股骨下端或胫骨上端。间接暴力则以股骨下端固定而作用于胫骨的旋转暴力多见。根据脱位后胫骨上端所处位置及暴力作用方向,可分为前脱位、后脱位、内侧脱位、外侧脱位和旋转脱位。根据股骨髁及胫骨髁完全分离或部分分离,可分为完全脱位和部分脱位。

1.前脱位

多为膝关节强烈过伸所致。当膝关节过伸超过 30°,或外力由前方作用于股骨下端,或外力由后向前作用于胫骨上端,使胫骨向前移位。此类脱位最常见,多伴有后关节囊撕裂、后十字韧带断裂,或伴有腘动、静脉损伤。

2.后脱位

当屈膝时,暴力作用于胫骨上端,使其向后移位。多有前十字韧带断裂,腘动、静脉损伤在此型脱位中较常见。约占 50%。

3.外侧脱位

强大外翻力或外力直接由外侧作用于股骨下端,而使胫骨向外侧移位。

4.内侧脱位

强大外力由外侧作用于胫腓骨上端,使胫骨内移脱位,严重者易引起腓总神经牵拉损伤或撕裂伤。

5.旋转脱位

强大的旋转外力,使胫骨向两侧旋转脱位,以向后外侧脱位居多,一般移位幅度小,较少合并血管和神经损伤。

膝关节完全脱位时,常造成关节周围软组织的严重撕裂和牵拉伤,多为前、后十字韧带完全撕裂,一侧副韧带断裂和关节囊后部撕裂。

【诊断要点】

有严重外伤史,伤后膝关节剧烈疼痛、肿胀、功能丧失。不全脱位者,由于胫骨平台和股骨髁之间不易交锁,脱位后常自行复位而没有畸形。完全脱位者,患膝明显畸形,下肢缩短,筋肉在膝部松软堆积,可出现侧方活动与弹性固定,在患膝的前后或侧方可摸到脱出的胫骨上端与股骨下端。合并十字韧带断裂时,抽屉试验阳性。合并内、外侧副韧带断裂时,侧向试验阳性。

若出现小腿与足趾苍白、发凉或膝部严重肿胀、发绀,腘窝部有明显出血或血肿,足背动脉和胫后动脉搏动消失,表示有腘动脉损伤的可能;或膝以下虽尚温暖而动脉搏动持续消失,亦有动脉损伤的可能,要立即复位和处理。如果受伤后出现胫前肌麻痹,小腿与足背前外侧皮肤感觉减弱或消失,是腓总神经损伤的表现。膝部正侧位 X 线摄片,可明确诊断及移位方向,并了解是否合并骨折。

【鉴别诊断】

1.股骨髁间骨折

亦有膝疼痛。但局部肿胀严重,皮下瘀斑,压痛敏锐,可有骨擦音与异常活动。X 线显示骨折线。

2.胫骨髁骨折

膝部明显肿痛,压痛,瘀斑,功能障碍,可见膝内外翻畸形,可有骨擦音、异常活动及关节内积血。X线片显示骨折和移位情况。

3.髌腱断裂

膝前部肿痛,髌腱处明显压痛并有空虚感,伸膝功能障碍,伸膝抗阻力试验阳性。X线片见髌骨上移,并可排除骨折和其他脱位。

【临床治疗】

膝关节脱位属急症,一旦确诊,即应在充分的麻醉下,行手法复位。有血管损伤表现,在复位后未见恢复,应及时进行手术探查,以免贻误时机。神经损伤如为牵拉性,则多可自动恢复,故可不做处理。若韧带、肌腱或关节囊嵌顿而妨碍手法复位,应早期手术复位。神经或韧带断裂,如情况允许,亦应早期修补。

1.整复方法

(1)前脱位:一般在腰麻或硬膜外麻醉下进行,患者取仰卧位。一助手用双手握住患侧大腿,另一助手握住患侧踝部及小腿做对抗牵引,保持膝关节半屈伸位置,术者用双手按脱位的相反方向推挤或提托股骨下端与胫骨上端,如有入臼声,畸形消失,即表明已复位。复位后,将膝关节轻柔屈伸数次,检查关节间是否完全吻合,并可理顺被卷入关节间的关节囊及韧带和移位的半月板。一般均不主张在过伸位直接按压胫骨上端向后,以免加重腘动、静脉损伤。

(2)后脱位:牵引方法同前脱位。术中一手端托小腿上端向前,另一手按压上端向前,另一手按压大腿下端向后即可。

(3)侧方脱位:牵引同前。术者以双手掌相对推挤膝关节内、外侧的上、下方,即可复位。

2.固定方法

膝关节加压包扎,用长腿夹板或石膏托屈曲 20°～30°位固定 6～8 周。禁止伸直位固定,以免加重血管、神经损伤。抬高患肢,以利消肿。

3.手术治疗的适应证

膝关节脱位并发韧带、血管损伤及骨折者,应手术治疗。①切开复位术,适应于手法整复失败或开放脱位。②韧带修补术,适应于重要韧带完全断裂者。③血管或神经探查、修补术,适应于合并神经、血管损伤者。手术不但可修复韧带,而且可检视半月板有无损伤,以便早期处理。关节内如有骨软骨碎屑也可得到及时清理,以免形成关节游离体。合并腘动脉损伤者更应毫不迟疑地进行手术探查及修复。合并髁部骨折者,也应及时手术撬起塌陷的髁部,并以螺栓、拉力螺丝或特制的"T"形钢板固定,否则骨性结构紊乱带来的关节不稳定将在后期给患者造成严重后遗症。

4.药物治疗

初期以活血化瘀、消肿止痛为主,方用桃红四物汤加牛膝、延胡索、川楝子、泽泻、茯苓,或服用跌打丸等。中后期选用强筋壮骨的正骨紫金丹或健步虎潜丸。

脱位整复后,早期可外敷消肿止痛膏以消肿止痛;中期可用消肿活血汤外洗以活血舒筋;

后期可用苏木煎水熏洗以利关节。

5.中医中药

按三期辨证内外用药。早期宜加用木瓜、牛膝等通经消肿药;后期可加用川断、杜仲、五加皮等补肾壮筋之品;若有神经损伤,中期应配伍全蝎、僵蚕等虫类通经活络药,后期可服黄芪、桂枝五物汤加味。

6.练功活动

复位固定后,即可做股四头肌舒缩及踝、趾关节屈伸。4～6周后,可在夹板固定下,做扶双拐不负重步行锻炼,8周后可解除外固定。先在床上练习膝关节屈伸,待股四头肌肌力恢复及膝关节屈伸活动等稳定以后,才可逐步负重行走。

7.康复治疗

复位固定后即可充分做股四头肌收缩及髋、踝关节主动屈伸运动。3周后开始在保持固定下做膝关节主动屈伸活动。4～6周解除固定,下床锻炼。先在床上练习膝关节屈伸,待股四头肌肌力恢复及膝关节屈伸活动稳定以后,才可逐步负重行走。若膝关节不稳,过早负重行走,滑膜易被损伤,常可发生创伤性关节炎。其防治方法是加强股四头肌活动,并配备护膝或支架保护伤肢。

第五章　基层脊柱损伤性疾病

第一节　颈 椎 病

　　颈椎病是因颈椎间盘退行性改变并因劳损或感受外邪加重退变,导致颈部软组织和椎体动、静力平衡失调,产生椎间盘突出(或膨出)、韧带钙化、骨质增生,从而刺激或压迫颈部肌肉、神经根、脊髓、血管而出现一系列症状和体征的综合征。多见于 40 岁以上的中老年患者。并随着年龄增长而增多,40～50 岁发病率为 20%,50～60 岁为 40%,70 岁以上更高。男性高于女性,男女之比为 3∶1。病变部位在颈椎,病变出现在颈椎,但其症状可出现在头颈,胸背等部位,有的还出现内脏功能紊乱,如心律失常、血压异常、视力障碍等。

　　【病因病机】

　　引发本病的原因常见于外来因素:包括急性损伤、慢性劳损、急慢性感染、感受风寒湿邪;内在因素:年龄、体质强弱、解剖弱点有密切的关系。

　　本病可缘于先天畸形如颈椎隐裂、椎体融合、颈肋、椎管狭窄等;或年老肝肾亏虚、筋骨懈惰。急性颈椎外伤,如骨折、轻度脱位、严重挫伤、慢性劳损以及风寒湿邪乘虚而入。这些致病因素长久作用引起颈椎间盘退化、小关节改变、韧带肥厚钙化、颈椎骨质增生等病变,压迫颈部神经根、脊髓或椎动脉,即出现颈椎病的各种症状。因 C5～6 和 C6～7 之间的关节活动度较大,故发病率较其他颈椎关节高。

　　颈椎间盘蜕变后,其物理性能也发生相应变化,包括耐压性和耐牵拉力降低。在颈椎间盘受到头颅重量及头、胸间肌肉牵拉力作用时,由于椎间盘的耐压性降低,导致椎间盘突出;在颈椎作前屈后伸、左右侧屈及旋转动作时,由于耐牵拉力降低,可导致椎体不稳。慢性劳损、外伤和炎症等因素促发了纤维环的变性,周围的主要韧带也随之出现退变。椎节松动、失稳,椎间隙变窄、内压升高和分布不均匀,易使髓核向四周移位。在后纵韧带薄弱条件下,易突出于后方而形成髓核突出;若中央有裂隙,则可使髓核组织进入椎管,形成脱出。

　　伴随上述病理改变的延续是骨刺的形成。骨刺来源于韧带、椎间隙血肿的机化、钙化。早期发生部位多于两侧钩突和椎体后上缘的钩椎关节,后期则见于每个椎骨缘。作为机体的防御功能,骨刺虽为非生理性产物,但在稳定椎节、消退局部反应和炎症上有一定意义。由于生物力学的特点,一般骨刺以第 5～6 颈椎居多,其次为第 4～5、第 6～7 颈椎。

　　突出的椎间盘和增生的骨刺可刺激或压迫神经根、椎动脉、脊髓等。椎体前缘骨刺除极少数影响吞咽及使食管产生相应症状外,很少有临床意义。椎间盘的脱出和骨刺的形成是颈椎退变进入难以逆转的标志。

髓核的突出或脱出及骨刺的形成,进一步产生一些继发性的病理改变,如后缘骨刺或钩椎关节骨刺从前方侵占椎间孔的出口,引起脊神经根早期出现水肿、肿胀、渗出等反应性炎症,随后可逐渐出现纤维化,甚至变性。在临床上产生上肢疼痛、麻木为主的症状。椎体后方骨刺,向后隆起的纤维环,后纵韧带及周围组织的水肿、纤维化、软骨化和钙化等,均可造成颈神经和颈部脊髓受压,并根据压力强度和持续时间而相应发生变性、软化、纤维化等改变,产生一侧或两侧锥体束症状。此外由于长期椎体的不稳,黄韧带受到反复的牵拉,导致黄韧带肥厚,从而进一步加重椎管的狭窄,加重脊髓损伤。

【病理改变】

1.椎间盘变性

(1)髓核脱水:颈椎间盘纤维网和黏液样基质逐渐为纤维组织和软骨细胞所代替,最后成为一个纤维软骨性实体而导致椎间盘变薄。这种病理变化,开始的年龄(或时间)并不一致,大体上从 30 岁以后开始变化,50 岁以后则更加明显。

(2)纤维环变性:纤维环 20 岁以后停止发育,开始发生纤维变粗和透明变性,纤维弹性凉减弱,而易于破裂。裂缝一般发生在纤维环的后外侧,髓核内容物可从裂缝向外突出。

(3)软骨板变性、变薄:由于劳损、软骨板损伤或缺损使体液营养物质的交换减少,促使纤维环及髓核的变性。随年龄增大,变性扩展,破裂广泛出现,修复也同时进行。椎间盘缓慢地纤维化,亦相对增加了颈椎的稳定性。

2.椎体骨刺形成

由于颈椎间盘变性和颈椎间隙变窄,使颈椎体周围韧带松弛,椎体间活动度增大,颈椎的稳定性降低,而增加了创伤的机会。四周膨隆的椎间盘组织推挤周围的骨膜与韧带(前纵韧带、后纵韧带),使之受到张力的牵拉即可形成骨刺,加之病变间隙稳定性差,韧带、骨膜所受到的张力必然加大,骨刺更容易形成见图 5-1。

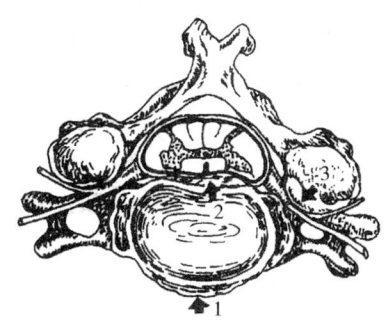

图 5-1　椎体后缘骨赘压迫脊髓

3.关节突及其他附件的改变

由于椎间盘脱水变薄,附近的组织如小关节囊、棘上韧带(项韧带)、前后纵韧带、黄韧带均有相应改变。特别是黄韧带肥厚,临床上经常可见。

4.脊神经根或脊髓受压

脊神经根或脊髓由于受到颈椎及椎间盘向后、外侧突出物的挤压,可发生炎症、变性以及血运障碍而引起不同程度的病理变化。颈段脊髓侧柱接近前角灰质处有交感神经细胞,这种交感神经细胞可与前角细胞混处,若颈椎病理改变刺激脊神经,可以产生与刺激交感神经相同的症状和体征。

5.血液循环改变

椎动脉从颈后动脉的后上方上升,经颈椎横突孔向上进入颅腔,组成基底动脉。常受颈椎病病理改变如骨刺、椎间盘病变、动脉硬化,特别是骨刺的影响而引起同侧椎—基底动脉的供血不足见图 5-2。此外,当颈椎间盘发生变性后,颈椎长度缩短而椎动脉则相对地变长。当椎动脉本身畸形或有动脉硬化时,无论是颈部活动对它的牵拉,还是血流冲击作用,均可使之变长,产生折叠或扭曲而影响血液循环。正常情况下,转头时虽可使一侧椎动脉的血运减少,但另一侧椎动脉可以代偿,故不出现症状。在病理改变的情况下,因转头过猛或颈部挥鞭样损伤或因拔牙、全身麻醉插管等均可使椎动脉血液循环受到影响而产生椎动脉型颈椎病症状。

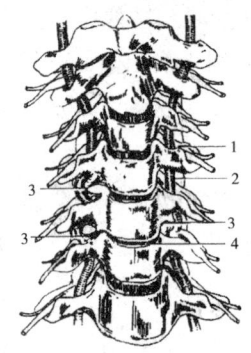

1.颈神经根 2.椎动脉 3.骨赘 4.变窄的椎间盘

图 5-2 椎体侧后缘骨赘对椎动脉、颈神经根的激惹

【临床表现】

1.症状

颈椎病在临床上可分为颈型、神经根型、脊髓型、椎动脉型、交感型和混合型六种。

(1)颈型颈椎病:临床上反复发作的落枕,大多数属于颈椎病,或成为其他颈椎病的前期表现。常见于颈椎退变的早期。症状和体征都局限于颈部,表现为枕颈、肩部疼痛,肌肉僵硬,头颈部活动受限,多在早晨起床时发病,有落枕史。

(2)神经根型颈椎病:是各型中发病率最高的一种。临床上多见,多见于中年以上男性患者,出现颈部单侧局限性痛,或向肩、臂、前臂乃至手指放射痛,可有麻木感。疼痛呈酸痛、灼痛或电击样痛,颈部后伸、咳嗽、甚至增加腹压时疼痛可加重。

(3)脊髓型颈椎病:脊髓型颈椎病致残率高,轻者可丧失部分或全部劳动力,重者则四肢瘫痪,卧床不起。此型症状较严重,下肢症状早于上肢症状。早期双侧或单侧下肢发紧,发麻,疼痛,酸楚沉重无力,易跌倒。步态笨拙,有踩棉垫或沙滩感。继而单或双侧上肢发麻,疼痛,手部肌力减弱,发抖,不灵活,持物易落地,肌肉萎缩,严重者四肢瘫痪。初期常见尿急,排出不畅,便秘,渐而出现尿潴留或失禁。

(4)椎动脉型颈椎病:椎动脉型颈椎病变发病率较高,并随年龄增大发病率有增高趋势,其发病特点是头颈部体位改变而引起眩晕,单侧颈枕部或枕顶部发作性头痛、视力减弱、耳鸣、听力下降,可有猝倒发作。头颈旋转时引起眩晕发作是本病的最大特点。

(5)交感型颈椎病:颈段脊髓侧柱接近前角灰质处有交感神经细胞,此交感神经细胞可与前角细胞混杂在一起,若骨赘等退变组织刺激脊神经可以产生与刺激交感神经相同的症状和体征。患者常诉颈痛,头痛,头昏,视物模糊,眼目干涩,心悸失眠,胸痛,肢体畏冷,麻木,自汗盗汗,听力下降,便秘或便溏,胃脘不适等症状。

(6)混合型颈椎病:临床上同时合并两种或两种以上症型者称为混合型颈椎病。混合型的患者病程一般较长,年龄较大。

2.体征

(1)颈型颈椎病:颈项及上背肌紧张,棘突旁及关节囊有压痛点,头部活动受限。

(2)神经根型颈椎病:颈部活动受限、僵硬,颈椎有放射性压痛,患侧肩胛骨内上也多有压痛点,受压神经分布区感觉减退,腱反射异常,肌力减弱。臂丛神经牵拉试验阳性,椎间孔压缩试验阳性。

(3)脊髓型颈椎病:感觉减退,最早出现于下肢,逐渐向上,感觉平面不规则,肌张力增高,腱反射亢进,Hoffman's征及Babinski征阳性,腹壁反射,提睾反射减弱或消失。

(4)椎动脉型颈椎病:头颈旋转时引起眩晕发作是本病的最大特点。

(5)交感型颈椎病:检查常发现颈椎压痛,颈部活动功能受限,心跳或快或慢,血压波动。

(6)混合型颈椎病:同时合并两种或两种以上症型者称为混合型颈椎病。临床上经常发现有些患者早期为颈型,以后发展成神经根型或其他型颈椎病。

【诊断要点】

1.颈型颈椎病

头部、颈部、肩部及枕部疼痛,伴有相应压痛点,头颈部活动因疼痛而受限制。因常在早晨起床时发病,故被称为落枕。颈肌紧张,有压痛点,头颅活动受限。X线片上显示颈椎曲度改变,动力摄片上可显示椎间不稳。由于肌肉痉挛,可出现头部偏歪。侧位X线片上出现椎体后缘一部分重影,小关节也呈一部分重影,称双边双突征象。

2.神经根型颈椎病

具有典型的根性症状,且范围与受累椎节相一致。颈肩部、颈后部酸痛,并沿神经根分布区向下放射到前臂和手指,轻者为持续性酸痛、胀痛,重者可如刀割样、针刺样疼痛;有时皮肤有过敏,抚摸有烧灼感;神经根支配区域有麻木及明显感觉减退。脊神经根牵拉试验多为阳性,痛点封闭疗法对上肢放射痛无显效。X线正位片上显示钩椎关节增生,侧位片上显示钩椎关节增生,生理前弧消失或变直,椎间隙变窄,有骨刺形成。伸屈动力位片示颈椎不稳。

3.脊髓型颈椎病

临床上出现颈脊髓损害的表现,自觉颈部无不适,但手动作笨拙,细小动作失灵,协调性差;胸部可有束带感;步态不稳,易跌倒不能跨越障碍物。检查上下肢肌腱反射亢进,张力升高,Hoffmann征阳性,可出现踝阵挛,重症时Babinski征可呈阳性。早期感觉障碍较轻,重症时可出现不规则痛觉减退,感觉丧失或减退区呈片状或条状。X线显示病变椎间盘狭窄,椎体后缘骨质增生。MRI检查示脊髓受压呈波浪样压迹,严重者脊髓可变细,或呈念珠状。磁共振成像还可显示椎间盘突出,受压节段脊髓可有信号改变。

4.椎动脉型颈椎病

中年以上患者,常因头颈部体位改变而引起眩晕和猝倒史,能除外日艮源性及耳源性眩晕。个别患者有自主神经功能紊乱症状。旋颈诱发试验阳性。X线片显示椎节不稳及钩椎关节增生。椎动脉造影及椎动脉血流检测可协助定位但不能作为诊断依据。

5.交感型颈椎病

头晕、头痛、眼花、耳鸣、手麻、心动过速、胸痛等交感神经症状。或心动过缓、血压偏低、胃肠道蠕动加强、流泪、鼻塞等。行星状神经节和硬膜外封闭术后症状立即消失或大部症状缓解。颈椎X线片有典型的颈椎病改变。

6.混合型颈椎病

同时合并两种或两种以上症型者。

【临床治疗】

1.手法治疗(施氏三步九法)

手法通解痉止痛,舒筋活络,理气活血,理筋整复。通过手法能使椎间孔、椎间隙扩大,使椎关节错位复杂,恢复颈椎生理曲度,缓解肌肉和血管的痉挛,改善肩部血液循环,加速代谢产物清除,促进病变组织恢复。

(1)舒筋法

1)摩法:活血通脉、通经活络、发散解表。以手掌面或指腹着力于一定部位或穴位上,作直线或圆形的有节律的摩动称为摩法。摩动时不离开皮肤,动作轻柔,由浅入深,用力和缓,不带动深层组织,快慢适度,使按摩部位有微热舒适感为宜。使手法能在筋肉较舒松的情况下得以顺利进行,创造一个"松则不痛"的良好条件。

2)揉法:舒筋通络、温经散寒、活血化瘀。以手掌、掌根或手指掌面放于一定的部位或穴位上,带动皮下浅层组织在深层组织界面上作轻快和柔和的回旋运动称为揉法。施术时,肩、肘、手臂放松,以肘为支点,前臂连同腕关节作轻柔缓和的回旋摆动,手法轻快、柔和、深透,揉动幅度由小到大,着力持续均匀连贯。指面或掌面要贴于体表,避免摩擦皮肤。

3)拿法:缓解肌肉痉挛、松解粘连、祛瘀止痛、活血消肿。动作要领:用拇指与其他四指作相对钳形用力,一紧一松拿捏肌肉或韧带,要求用指腹着力,逐渐相对用力并作连续不断的拿捏动作,力量由轻到重,再由重到轻。用拇指与其他四指指腹相对用力将肌肉、韧带提起,然后迅速放开,使其弹回,像射箭时拉弓放弦的动作一样,称弹筋法。弹筋手法较重,有提弹两种作用力,所以又称提弹法。若用拇示二指对患指指间关节进行对称用力捻动的手法称为捻法。以上手法有活血通脉、通经活络、松解粘连、祛瘀止痛等作用,适用于急慢性伤筋而致痉挛或粘连者。

(2)正骨法

1)提法:患者取坐位,医者站在患者背后,用双手拇指顶在枕骨下方掌根托住两侧下颌角的下方,并用两前臂压住患者两肩,两手用力向上,两前臂下压,同时向相反方向用力。

2)转法:患者取坐位,医者寻找椎旁压痛明显的棘突,行颈椎定点扳法。以 C5 棘旁压痛为例,患者低头30°,术者右手拇指点按C5右侧,左手引患者头向左侧,自然旋转,至最大限度后,术者稍用右手向左用力轻轻顺势扳一下,或作颈椎斜扳,力量宜轻。

3)扳法:颈椎扳法:患者坐位,颈略前屈,术者一手扶住枕部,另一手推住下颌部使头向一侧旋转至最大限度时,两手同时向相反方向扳动。颈椎定位扳法:患者坐位,颈部前屈至一定角度后,术者站在患者背后用肘部托住下颌部,手扶住枕部,一手拇指按在某一棘突旁,同时使头向一侧被动旋转至最大限度后,稍稍扳动。施术前须X线检查排除骨病。施术时,动作和缓准确,两手配合要协调,用力稳重,不可粗暴。脊髓型患者不宜施行本法。

(3)通络法

1)点穴:具有补泻经气、调和阴阳、舒经活络、解痉止痛的功效。以手指端或指间关节突着力于穴位或一定部位上按压、点戳称为点法。临床上常用拇指、示指、中指的指尖或示中指屈曲的近端指间关节突点按所需治疗的部位,用力先轻后重,再由重到轻,反复点压,点法又称点穴法。颈椎病常用的穴位有:风池、肩井、曲池、手三里、外关、内关、合谷与足三里、三阴交等。

2)抖法:用双手握住患肢远端,轻微用力作连续的小幅度上下抖动。动作要领:用手握住患者上肢的远端轻轻地用力作连续的小幅度上下快速抖动,抖动幅度要小,频率要快,要求患者肌肉充分放松配合。临床应用能松弛肢体肌肉关节,缓解外伤后所引起的关节功能障碍,并减轻施行重手法后的反应,以增加舒适感,多用于四肢关节。常为用于理筋手法的结束阶段。

3)拍法:用手掌拍打患处的手法叫拍打法,两法常并用,称击打法。动作要领:操作时用拳、手掌或手指尖叩击施术部位,要求蓄劲收提,用力轻巧而有反弹感,动作有节奏,快慢要适中,腕关节活动范围不宜过大。拍打颈肩腰背、督脉、膀胱经,能疏通气血、祛风散寒、消除疲劳酸胀。

2.药物治疗

(1)西医药治疗:西药治疗主要起到对症治疗作用,是针对局部炎症反应、血管痉挛以及神经、脊髓刺激、而采取的措施。主要包括:

1)非甾体类消炎镇痛药:主要是消除局部炎症反应,缓解疼痛,常用的有美洛昔康、萘普生、布洛芬、吲哚美辛、对乙酰醋醛等,适用于疼痛严重的患者,但有胃肠道、心血管以及肾脏不良反应等,不宜长期服用。

2)营养和调节神经系统的药物:常用的有维生素B_1、维生素B_{12}、谷维素等;前两者有助于神经变性的恢复,适用于神经根型和脊髓型颈椎病伴有神经功能损害者;后者可调节神经系统的功能,适用于交感神经型。

3)糖皮质激素:具有较好的抗炎作用,能有效消除炎症反应,缓解症状,常用甲泼尼松、氢化可的松、泼尼松等,但因不良反应多且严重,在临床运用受到限制,在神经根型、脊髓型颈椎病急性发作期可酌情使用,但最长不能超过1周。

(2)中医药

1)颈型:治宜疏风通络、和营解肌,常用葛根汤(葛根、桂枝、白芍、当归、生姜、大枣、甘草)为主加减治疗。

2)眩晕型:临床分为四型:①痰湿中阻型:表现为眩晕恶心,泛恶欲吐,胸脘痞闷,头重如蒙,四肢乏力,胃纳不佳,苔白厚腻,脉濡滑。治宜健脾燥湿、熄风化痰,常用半夏白术天麻汤(半夏、白术、天麻、茯苓、橘红、大枣、生姜、甘草)加减。②痰瘀互结:眩晕,头痛,颈项肩臂四肢重着麻木,甚则挛缩刺痛。发作时伴恶心呕吐,胃纳欠佳,或心悸,肢体乏力,舌质偏暗或有紫斑,苔薄,脉细弦。治宜活血理气、逐瘀化痰,常用血府逐瘀汤(枳壳、桔梗、牛膝、桃仁、红花、当归、川芎、赤芍、生地、柴胡、甘草)或通窍活血汤(桃仁、红花、川芎、赤芍、老葱、大枣、生姜、麝香、白酒)加减。③湿热内扰型:虚烦不眠,眩晕心悸,痰多胁痛,泛恶呃逆,颈项酸楚不适,苔薄黄腻,脉细滑。治宜清胆化痰、理气和胃,常用温胆汤(半夏、陈皮、枳壳、竹茹、茯苓、大枣、甘草、生姜)加减。④气血亏虚型:颈项疼痛,酸楚缠绵,头晕目眩,面色无华,心悸气短,倦怠神疲,纳呆,食少便溏,肌肉蠕动,肢体麻木,舌质淡红,脉细沉。治宜益气养血、提升清阳,常用益气聪明汤(黄芪、白芍、人参、葛根、升麻、黄檗、蔓荆子、甘草)加减。

3)神经根型:辨证可分为三型:①气血瘀阻型:表现颈肩臂疼痛麻木,以痛为主,多有感受风寒史,往往久治不愈,疼痛难忍,夜间尤甚,全身肌肉酸痛,苔薄白腻,质紫,脉弦紧。治宜祛瘀通络、蠲痹止痛,常用身痛逐瘀汤加减(当归、川芎、赤芍、桃仁、红花、没药、五灵脂、秦艽、牛膝、地龙、香附)治疗。②气虚血瘀型:颈肩臂疼痛麻木,以麻为主,可见皮肤干燥不泽,心烦痞闷,面色不华,神疲乏力,舌质紫暗,脉弦细或细涩。治宜补益气血、活血通络,常用补阳还五汤(黄芪、地龙、桃仁、红花、当归、赤芍、川芎)加减。③脾肾亏虚类:表现颈肩臂疼痛麻木,患肢乏力,肌肉萎缩,步履蹒跚无力,头目昏花,神疲倦怠,苔薄质暗,脉细沉。治宜补养脾肾、益气和营,常用补中益气汤(黄芪、甘草、人参、当归、陈皮、升麻、柴胡、白术)和龟鹿二仙汤(鹿角胶、龟板、枸杞、人参)加减。

4)脊髓型:辨证分为四型:①肝肾两亏型:多见于早期,表现下肢筋脉拘急,行动不利,两肢乏力,容易跌倒,持物落下,肢体活动不灵活,上肢麻木,颈项僵硬,转侧不利,苔薄质淡,体胖,有齿纹,脉细或细滑。治宜调补肝肾、养血柔肝,常用左归丸和归脾汤加减。②腑浊内阻类:多见于早期较重者,发作时筋脉强直,小便短涩或排出困难,大便秘结,肢体水肿,腹胀腹满;颈项强直疼痛,肢体僵硬,肌张力增高,舌质紫,脉弦滑。常用承气汤或甘遂汤加减。③脾肾阳虚型:多见于后期,表现为颈型腰脊酸软,筋脉弛缓,肌肉萎缩,下肢萎废,肌力、肌张力下降,部分患者可见阳痿、遗精,小便滴沥不尽,头重欲睡或泛恶胸闷,苔薄腻,质淡体胖,脉细滑。治宜补益肾精、化痰清浊,常用地黄饮子加减。④脾胃虚弱型:多见于后期,表现为肌肉萎缩,抬头困难,神疲纳呆,大便溏薄,关节不利或僵硬,肌力、肌张力下降。治宜补养脾胃、益气和营,常用人参养营汤加减。

5)交感型颈椎病:辨证可将其分为五型:①肝阳偏亢型:颈项疼痛,头痛眩晕,血压增高,耳鸣目涩,多梦失眠,听力下降。部分患者可见半边脸发热,面部出汗异常,舌红,脉弦细。治宜养阴通络、平肝潜阳,常用天麻钩藤饮(天麻、钩藤、茯苓、菊花、桑叶)加减;②血虚精亏型:颈项疼痛,头晕,耳鸣,肢体麻木,手足不温,畏寒自汗,神疲乏力,少气懒动,苔薄质红,脉细。治宜温阳益气、养血填精,常用补中益气汤加减;③痰湿内阻型:颈项板滞疼痛,头晕,头重如裹.胃脘不适,脘腹痞闷,泛恶欲吐,四肢乏力,苔厚腻,脉濡滑。治宜健脾畅中、祛湿化痰,常用香砂六君子汤加减;④心阳痹阻类:颈项板滞疼痛引及胸背疼痛,胸痛以心前区为主,伴有胸闷气短,肢体沉重,四肢冷,心率变慢或不齐,苔白或白腻,质紫,脉沉弦或紧。治宜温阳散结、行气祛痰,常用瓜蒌薤白白酒汤加减;⑤气滞血瘀型:颈型强滞引及胸胁,胃脘疼痛,痛有定处,举肩痛甚,严重者疼痛如刺。治宜疏肝行气、活血通络,常用复元活血汤加减。

6)中药外用:可以改善颈部筋肉痉挛,缓解局部症状。多选用具有祛风除湿、舒筋活络、活血止痛作用的药物,常用的有热敷、熏洗、擦剂等。

3.牵引治疗

牵引是常用的治疗颈椎病有效的治疗方法。牵引的疗效与牵引力、牵引角度、牵引方向、牵引时间等因素关系密切,常配合手法,可用于各型颈椎病。对适用于神经根型、椎动脉型和颈型颈椎病,脊髓型患者慎重使用。牵引可以解除颈部肌肉痉挛,减少对椎间盘的压力,改善患处的血液循环,有利于组织的充血和水肿的消退;可以通过增大椎体和椎间孔,解除神经根和脊髓所受的机械压迫和刺激。持续牵引可限制颈椎活动,有利于病变组织的修复和炎症的消退;可使移位的椎间关节复位,解除关节突的滑膜嵌顿,对神经根型颈椎病效果显著。

牵引可分为坐位牵引和卧位牵引,但均需采用吊带即枕颌布带套在患者的枕部及下颌部进行牵引。牵引重量一般3~5kg为宜,如不见效,可逐渐增加到8kg,但不可超过10kg,以免引起肌肉、韧带、关节囊等软组织的损伤。轻量牵引(3kg左右)以松解痉挛为目的,适用于椎动脉型和脊髓型早期。重量牵引(5kg左右)用于颈型、神经根型和自主神经型。牵引时间一般为15~30分钟,每日1~2次,10次为一疗程,如有效可继续牵引1~2疗程或更长。多数患者选用20分钟,通常采用持续牵引法,也可应用电动自控牵引设备进行间歇牵引,即牵引若干秒(例如20~30秒),放松若干秒(例如2~10秒),反复交替,每次治疗20分钟。节律型的牵拉和放松兼有牵引和类似按摩的作用。坐位牵引时,头前屈15°~30°,并以患者感觉舒适且能减轻症状为宜。患者取端坐位,全身放松,枕颌前带托位下颌,后带兜住枕骨粗隆。先目视正前方,然后稍向下低200~300即可。脊髓型:常采用垂直位牵引,头前屈可稍小些,并注意牵引带不要太靠近耳朵,以免影响颈内动脉的供血。平卧位牵引适用于长时间持续牵引。牵引时头部同样保持轻度前屈,牵引重量可略减轻,重量从3kg开始,逐日增加到4~6千克(据病情变化和患者耐受程度而定),每牵引2小时可休息15分钟,再继续牵引。

4.针灸治疗

颈椎病可常灸大椎、关元、气海、足三里。对于一般颈痛患者进针后,经过手法捻转得气后即可出针,颈椎病患者病程较长者,得气后可留置针10~20分钟。留针期间每隔数分钟,运针一次,反复数次以保持一定的刺激量以增强疗效。一般10~20次为1疗程。间隔1~2周再进行下一疗程的治疗。

5.物理疗法

可以消除神经根及周围软组织的炎症、水肿,改善脊髓、神经根及颈部的血液供应和营养状态,缓解颈部肌肉痉挛。常用的方法有蜡疗、超声波、感应电、低频脉冲、水疗、泥疗等。

6.固定治疗

使颈部肌肉得到休息,缓解肌肉痉挛,减轻疼痛;减少突出组织及骨赘对脊髓、神经根、椎动脉的刺激;有利于炎症、水肿等消退。颈领和颈托可应用于各型颈椎病患者,颈托多用于颈椎骨折、脱位,经早期治疗仍有椎间不稳定或半脱位的患者。乘坐高速汽车等交通工具时,戴颈领、颈托是颈椎病患者十分重要的预防保健措施。

7.练功活动

是巩固疗效、防止复发的重要手段。各型颈椎病患者均有不同程度的颈部肌肉萎缩和肌力下降,造成颈椎内外平衡失调,同时颈部关节囊、韧带、肌肉等组织因炎性反应和缺乏活动等原因而发生粘连,显得僵硬,因此应鼓励颈椎病患者积极进行功能锻炼。锻炼主要是增强颈部肌肉力量,加强颈椎的稳定性;改善颈部血液循环,有利于组织充血水肿炎症的消退;预防颈椎关节粘连和骨质疏松;矫正颈部不良姿势。

注意事项:①颈椎病急性发作期,应以休息为主,不宜进行功能锻炼。②锻炼动作应和缓有力,不可过快或过猛,否则不但起不到锻炼治疗作用,而且可加重病情,增加患者痛苦。③要注意动作准确,不正确的锻炼疗效欠佳。④若遇某一动作造成病情加重者,应暂停该动作的锻炼。如椎动脉型颈椎病,部分患者作旋转动作时,可诱发眩晕,则颈椎旋转动作应暂停锻炼。⑤锻炼要持之以恒,不可三天打鱼,两天晒网。只有坚持不懈,才能有所收获。否则半途而废,将会前功尽弃。此外,还可以做体操、太极拳、健美操等运动锻炼。

8.穴位封闭

是指将此药物进行穴位注射或痛点注射,是一种对症治疗措施,对消除疼痛、麻木、头晕、失眠等症状有较好的效果,常与其他治疗方法配合使用。常用的药物有:0.25%～1%盐酸普鲁卡因加强的松龙混悬液,维生素 B_1、维生素 B_{12}、5%葡萄糖注射液、50%～100%丹参注射液等。

9.手术治疗

手术治疗主要是解除突出椎间盘、骨赘或钙化韧带对神经根、脊髓或动脉的严重压迫,有针对性地克服物理性压迫因素。但存在增加相邻椎间盘的负荷,内固定物的松动、滑移等问题;同时还要考虑到术后保持椎间隙的高度和颈椎的生理弧度等;手术可导致新的创伤、有一定的风险,因此无论何型颈椎病,其治疗的基础原则应先非手术治疗,无效后再手术。

(1)手术一般原则:主要达到减压和重建稳定的目的,当颈椎病发展到一定程度,产生严重压迫症时,可采用手术治疗以中止对神经组织的一步损害。

一般而言,颈椎病的手术指征是相对的。颈椎手术比较复杂,有一定风险,因此手术指征应严格掌握。

目前认为,颈椎病手术治疗主要达到减压与重建稳定的目的,对于脊髓本身不可逆转的病损没有治疗意义。

在选择手术治疗时应考虑患者的职业、年龄、患者机体状况对手术的耐受性,以及患者对手术的态度。

颈椎病的病理机制及临床表现比较复杂,应根据不同的病情选择适当的手术方式。

(2)手术的适应证

1)颈椎间盘前路切除、椎体间植骨融合术:适用于脊髓型、神经根型颈椎病。采用针麻加颈封,仰卧位,常规做颈右侧横切口,横断颈阔肌并沿其深面上下方潜性剥离 2～3cm,于颈动脉鞘与气管和食管之间隙进入并暴露椎体及椎间盘前面见图5-3。在损伤椎体的上下椎间盘，采用环锯钻孔见图5-4。两个孔即两个椎间盘，涉及三个椎体。根据孔间的残有骨嵴厚度，或再做钻孔或用咬骨钳咬除，使相邻椎间的钻孔相互沟通并连成纵形窗孔。采用斜口冲击式咬骨钳伸入窗底或硬膜表面有软组织时，多为后纵韧带和残余椎间组织，不宜用猛力牵拉，此时可用长柄伸入窗内，直视下将其切断或用咬骨钳尖端含住一端并轻轻旋转拖除，从深部神经剥离器沿窗底四周仔细剥离探查，证实在开窗范围内没有明显骨性压迫，减压即告终。于左侧髂骨按需要大小截取全厚髂骨块，两个椎间盘钻孔并开窗，将取下的髂骨块按骨槽大小修剪呈"T"形，嵌入槽内。移植骨块的两臂分别贴在骨槽上下椎体前面，防止陷入窗底压迫脊髓见图5-5。

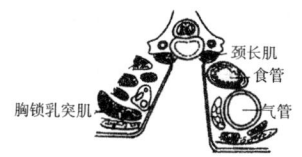

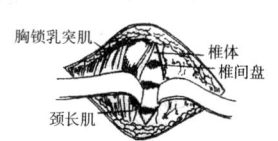

（1）拉钩分离气管、食管、颈动脉鞘到达椎体前　　　　（2）椎体正面观

图 5-3　颈椎前进路

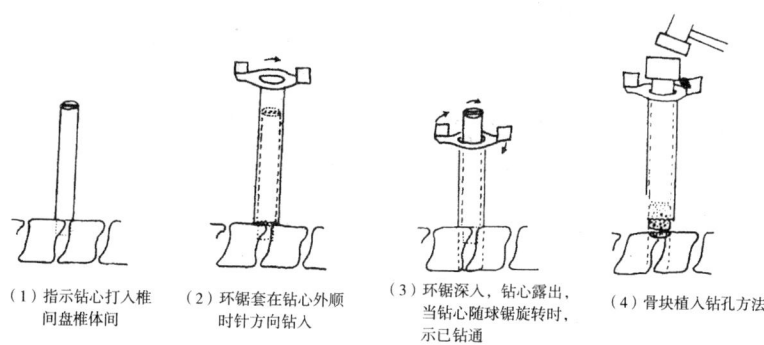

（1）指示钻心打入椎　　（2）环锯套在钻心外顺　　（3）环锯深入，钻心露出，　　（4）骨块植入钻孔方法
间盘椎体间　　　　　时针方向钻入　　　　　当钻心随球锯旋转时，
　　　　　　　　　　　　　　　　　　　　示已钻通

图 5-4　环锯法

2)后路椎间盘突出切除术：适用于椎间盘突出引起的神经根鱼颈椎病。全麻或局麻，俯卧位，正中切口，在病变椎板的近关节突处开窗见图5-6，将神经根向外上方拉开，找到突出的椎间盘，用髓核钳摘除，若有骨赘可用小凿凿除。本手术定位比较困难。术后用围领固定三周。

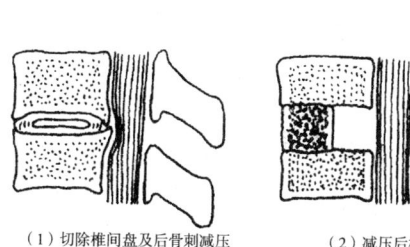

（1）切除椎间盘及后骨刺减压　　（2）减压后椎体间植骨

图 5-5　前路骨刺切除减压，椎体间植骨融合

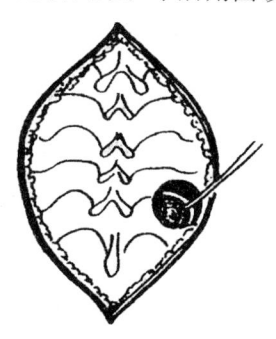

图 5-6　后路椎板间开窗，椎间盘切除

3)前路钩椎关节切除，椎间孔切开及椎体间融合术：适用于钩椎关节增生引起的椎动脉压

迫症、神经根压迫症或同时伴有脊髓压迫症者。麻醉、切口、暴露同上。在确定手术节段,先找到此椎体的横突前结节,用剥离器将颈长肌自此处向椎体剥离,肌下伸入弯钳,穿入两根粗丝线,上下结扎,剪断肌肉,牵引结扎线,再将颈长肌向上下剥离,看到需要切除的钩椎关节及其旁的椎动脉,在此节段的椎间盘上打入指示钻心,在椎体椎间盘上钻一孔。钻孔和钩椎关节间椎体还留有 5～7mm 厚。在钩椎关节外侧用剥离器小心推开粘连的软组织和椎动脉。用小咬骨钳将钩椎关节咬除。咬到将近椎间孔时,不能再用咬骨钳,因椎间孔内动静脉损伤后会引起大出血。可改用刮匙,将椎间孔后壁开放。再在椎体间植骨见图 5-7。

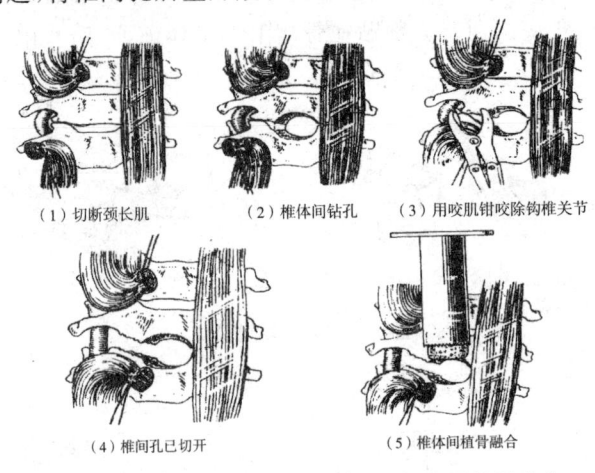

(1)切断颈长肌　　(2)椎体间钻孔　　(3)用咬肌钳咬除钩椎关节

(4)椎间孔已切开　　　　(5)椎体间植骨融合

图 5-7　前路钩椎关节切除椎间孔切开及植骨愈合

4)前路椎体间开长窗扩大椎管术或椎体部分切除术:适用于多节段椎体增生压迫脊髓者,椎管狭窄,后纵韧带骨化间断型效果好。麻醉暴露均同上,在选定节段,在最上一个椎间盘上打入钻心,先钻一个圆孔,再连续向下钻孔,连成长窗,两个椎间隙钻成约 2.5cm 的长孔,另在髂骨上取全厚植骨块,植入长孔中,因植骨块比椎体前后径短 0.5cm,故椎管可向前扩大 0.5cm、若 1 个椎间隙或四个椎间隙,长孔将达 5cm 或 7cm,此长孔植骨时易脱落,为避免植骨太长脱落,可在中间留一些椎体,而上下植骨见图 5-8。术后颈椎用石膏制动,以免植骨块脱落。

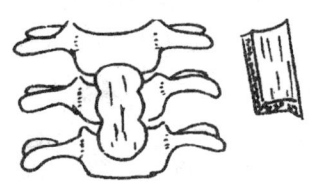　　　　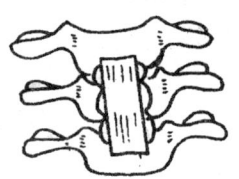

(1)用环锯在椎体间连续重叠钻孔(两个椎间盘钻3个孔),　　　　(2)骨块已植入长窗中
　　右侧是骨骼块修成的阻挡骨块,以免骨块下陷

图 5-8　前路开窗椎体部分切除

5)后路椎板开门式成形扩大椎管:适用于椎体增生脊髓压迫症节段太多前路手术有困难者、后纵韧带骨化引起椎管狭窄者以及作过前路手术效果不理想者。局麻或全麻,俯卧位,正中切口自颈 2 至胸 1～2,暴露双侧椎板,先在一侧椎板上用圆凿造成一条槽,即仅磨穿外板,保留内板,再在另一侧(开门侧)用椎板切割器将此椎板全层割穿、掀起椎板、保留椎板裂缝

0.5～1cm 宽,像开门样扩大椎管,自颈 3 到胸 1 全长掀起椎板。为使此开门不再闭合,可用丝线悬吊,脂肪垫塞或用支撑物来维持椎板掀开以扩大椎管,再缝合肌肉和皮肤。

双侧开门法:椎板暴露后,将双侧椎板开槽,只凿穿外板,再切除棘突,在椎板正中用气动球钻正中剖开椎板,用扩张器将椎板向两侧张开,自颈 3 至胸 1,为张开不再闭合,可以在中间植骨,但要有阻挡以免骨块向深部滑移压迫脊髓。

(3)各型的手术适应证:伴有持续临床症状的颈椎病,其手术适应证可归纳为三大基本点:

1)不稳,畸形和神经组织受压:单独退变性不稳很少作为手术适应证。由于退行性变是一延续过程,可导致关节突关节炎、椎间隙狭窄或椎间盘丧失其正常的生物力学性能并出现伴有某些症状的椎节不稳。影像学不稳和临床表现的相关性有时很难确定。椎节半脱位最典型的好发部位是 C4～C5。有时可发生在僵硬、强直或严重退变的椎间隙上一椎节,即 C3～C4。其次可发生于 C5～C6。少数情况下,多数颈椎节段均退变并且出现严重颈椎僵直。几乎完全融合的颈椎可导致颈胸椎交界处过度劳损,在 C7～T1 发生半脱位和椎节不稳,并且治疗困难。颈椎半脱位,特别是伸展位时椎体前移者使黄韧带皱褶并导致相当严重的颈髓局部动力性压迫。此类患者采用颈椎后路融合术稳定椎节后效果良好。有时严重的颈椎不稳伴有骨赘的患者需采用前后路联合手术。

2)手术适应证是畸形:颈椎畸形常伴有颈椎不稳和神经压迫。颈椎畸形源于椎间盘退变和相继出现的前柱变短。颈椎间盘高度占颈椎高度的 20%,且椎间隙前方略高于后方,构成颈椎生理前突。颈椎退变时可出现颈椎后突畸形,此时小关节的关节面接触减少。此种病理过程可加剧颈椎不稳。在颈椎生理前突消失或后突畸形时,并无典型的疼痛,当发展为脊髓压迫时则导致严重的临床症状。前路植骨恢复的生理前突,但在术后数月,经常由于植骨块的下陷而使矫正术失败。对于后凸畸形严重并引起严重临床症状者,应给予后路关节融合固定术。单纯的前路手术通常不足以获得颈椎生理前凸的良好恢复。由于颈椎病通常是多节段,采用多节段的前路椎间盘切除和融合术重建颈椎的生理前凸是必要的。有利于纠正代偿性头向前的姿势,改善椎旁伸肌群的生物力学,减少颈部肌肉劳损疼痛症状。

3)最常见的手术适应证是神经组织受压:这是由于椎节后缘有骨赘形成并压迫脊髓,或由于钩突关节及小关节突上缘形成的骨赘并突入椎间孔压迫神经根。颈肩痛及牵涉痛不是手术适应证,部分原因是目前对颈痛的病因学、生物化学和生理学缺乏认识。虽然椎间盘退变可引起明显症状,但椎间盘退变很少足以采取手术治疗的疼痛,并且非手术治疗明显有效。如果颈肩痛及牵涉痛和颈椎不稳、畸形或神经压迫有关,此种继发性疼痛则有手术适应证。总的来说,颈椎病的手术适应证为:①脊髓型颈椎病一经确诊,宜早期手术治疗。②神经根型颈椎病,表现为以剧烈疼痛难忍为主,严重影响生活及工作者,或病变所致某一肌肉运动障碍者,可早期手术。③颈椎病其他各型,经非手术综合治疗无效或疗效不巩固而反复发作者。

第二节 落 枕

落枕,又称失枕,现代医学称为颈肌筋膜纤维织炎,指颈部一侧的肌肉因睡枕高低不适、睡眠姿势不良或感受风寒后,而引起痉挛,导致颈项部疼痛,功能活动受限的一种疾患,好发于青壮年,以冬春季多见。症状轻者数日内可自愈,重者病程可延续数周不愈,故要及时治疗。落枕为单纯的肌肉痉挛,成年人若经常发作者,常为颈椎病的前驱症状。

【病因病机】

体质虚弱,劳累过度,睡眠时枕头过高或过硬,或睡时姿势欠妥,头颈过度偏转;严冬受寒、盛夏贪凉等所致的颈背部遭受风寒湿邪侵袭等是常见病因。

睡眠时枕头过高过低或过硬,或睡眠时姿势不良,头颈长时间过度偏转,均可使颈部肌肉处于过度紧张状态,颈椎小关节明显扭转,时间较长即可发生静力性损伤。

颈项部遭受风寒侵袭也是常见因素。如严冬受寒,盛夏贪凉,风寒外邪使颈项部某些肌肉气血凝滞,筋络痹阻,以致僵硬疼痛,功能障碍。

【临床表现】

颈项部肌痉挛,功能障碍。多于晨起出现颈部疼痛,活动不利。疼痛可放射至肩部、上背部,头部常向患侧歪斜,呈斜颈外观。

触之肌肉僵硬,可有条索感、块状感,压之疼痛,斜方肌及大小菱形肌部位亦常有压痛。常见的胸锁乳突肌压痛点在肌肉走行区。斜方肌颈部压痛在胸锁乳突肌起点深处及第一肋水平处最为明显,斜方肌疼痛可牵扯到枕骨和全部胸椎棘突;肩胛提肌的压痛点常在肩胛骨内上角处,并向枕部、颞部及上肢放散。颈椎后关节紊乱、错缝者,可触及棘突歪向患侧或另一侧饱满感,其项韧带钝厚,有明显压痛,并可向前、向上臂放射。

【诊断要点】

(1)一般无外伤史,多因睡眠姿势不良或急性发病,睡眠后一侧颈部出现疼痛、酸胀,可向上肢或背部放射,活动不利,活动时伤侧疼痛加剧,严重者使歪向病侧。睡眠醒后颈部酸胀疼痛,肌肉痉挛,活动不利。

(2)患侧有颈肌痉挛、胸锁乳突肌、斜方肌、大小菱形肌及肩胛提肌等处压痛,在肌肉紧张处可触及肿块和条索状改变。

(3)X线摄片可见颈曲多有明显变直或反曲。

【鉴别诊断】

1.颈椎小关节紊乱症

患者颈部一侧或两侧肌肉酸痛,晨起后疼痛加重,稍活动后减轻。棘突上或棘突一侧韧带压痛或明显增厚,X线片可见到小关节轻度增生或关节间隙模糊。

2.颈椎半脱位

多有外伤史,颈项强直,功能活动受限,动则痛剧,重者可出现肩部及上肢疼痛并两手拇指和示指麻木感。颈部肌肉轻度紧张,头部稍向前倾,损伤棘突有压痛,X线片可明显确诊。

3.颈椎结核

颈部功能活动受限,病程长,常有午后潮热、消瘦、盗汗、食欲缺乏、疲乏无力等结核病全身症状。血流偏高,X线片显示椎体骨质破坏,呈蚕食样改变,椎体前咽后壁软组织阴影较正常增宽。

【治疗】

1.手法

(1)蘸酒拍打法:患者正坐,双臂下垂,医者立其背后,一手扶头顶部,一手扶下颌轻轻摇动头部,寻找疼痛部位。找到痛点后,用右手掌根在患处由里向外按摩1分钟,再用拇指从风池穴处斜向外下推斜方肌肌腹及胸锁乳突肌肌腹抵止端1分钟,然后用双拇指指腹成"人"字式,自枕骨处向外下依次左右分拨1分钟。让助手把75％酒精约15ml倒置于一搪瓷碗内,点燃,医者以蘸上燃着酒液的右手在患处快速拍打,直至3分钟左右后碗内火焰熄灭,经过拍打的局部皮肤可呈红色或暗红。最后用双手掌心托住患者下颌徐徐用力上提,同时向患侧转动1～2次。每日或隔日治疗1次,3次为1疗程,其间停服各种药物。

(2)推拿法:先左右手交替以压痛点为中心由轻到重按揉5分钟,用小鱼际在肩颈部从上到下、从下到上轻快击打2分钟。然后用拇指和示指拿捏左右风池穴与肩井穴1～2分钟。再以拇指或示指点按手背第二、三掌骨间,指掌关节后0.5寸处之落枕穴,待有酸胀后再持续按压2～3分钟。最后进行头颈部前屈、后仰、左右侧偏及旋转等活动,此动作宜缓慢,切勿用力过猛。

(3)点穴舒筋法:先掐后溪,搓风池,即用拇指、示指或中指末节呈屈曲状,以屈曲的指端掐后溪穴,掐后轻揉之;用拇指指腹揉按或用手横搓风池,掐、按时有酸、麻、胀、痛感并向四周辐射。然后推肩井,推脊柱,即令患者正坐,术者站于背后,一手扶患者肩峰处,一手用大拇指指腹由颈部向肩井穴斜推,推时可感觉手下有一硬条索状物,推至散止;用大拇指指腹由大椎向下推至尾椎数次。再点按阿是穴,即找到阿是穴后,以重手法点按,而后用轻手法揉之。最后施疏皮法活血散瘀,疏通经络,即用拇指和示指反复提捻患者的肩部、颈部皮肤。一般经治1～2次即可痊愈,重者3～4次亦可收到良好效果。

(4)斜扳法:患者正坐,术者站其背侧,先按揉颈部两侧筋肉及肩胛部的肌肉3～5分钟,以舒筋解痉。然后一手扶于枕部,一手托下颌,使颈略前倾,下颌内收,稍用力上提,并左右摇转晃动,活动小关节,最后用力将下颌向患侧作稳妥斜扳,即可闻清脆之响声,局部症状立感减轻。再以掌根部轻轻推摩颈项及肩胛部的肌肉,作为最后调理。

(5)摇头旋转法:患者正坐,肌肉放松,颈部处于自然体位。术者立于患者背后,先用拇、示、中三指分别按在风池、天柱等穴作按摩手法3～5分钟,并以弹提手法捏拿颈后肌肉2～3分钟。然后一手托其下颌,使头呈仰位,用两手配合向左右摇转其头,待患者已能主动配合活动、颈部旋转无阻时,可突然向患侧加大活动范围。略停一会儿再将下颌角旋向健侧的同一部位,再旋片刻将头旋回正常位置。最后用理筋手法在颈后徐徐按摩3～5分钟以松弛颈部肌肉。

2.针灸疗法

(1)毫针法

方一:天井。操作:局部消毒后,用 1.5 寸毫针针刺患侧天井穴,针尖朝上,施以捻转手法,强刺激。得气后,嘱患者活动颈部,每隔 1 分钟行针 1 次,再嘱患者逐渐增大颈部活动范围。行针 5 次后出针。每日 1 次。

方二:后溪。操作:单侧痛取患侧穴,双侧痛取双侧穴。穴位常规消毒后,直刺约 0.8 寸深,提插捻转数次,得气后施以中强刺激,留针 10 分钟。同时嘱患者放松颈部,并自由作前后旋转。每日治疗 1 次。

方三:悬钟、足三里。操作:穴位常规消毒后,选 2 针刺入 1.5～1.8 寸,视患者体质,分别采用强刺激或中强刺激,以针感上行过膝为佳。留针 20 分钟,每 5 分钟行针 1 次,同时嘱患者活动颈部,作左右旋转及低仰头动作。

(2)皮肤针法

处方:阿是穴。

操作:用皮肤针叩打后颈部、肩部,并在颈部患侧压痛处及小范围的区域作重点叩打,疼痛较剧者可在压痛处重叩出血。叩打时嘱患者头向患侧转动数次或作背屈仰天及前屈低头动作数次。

(3)耳压法

方一:颈、颈椎、枕区。操作:以上穴位均取患侧,术者用手拇指按压于所选穴位,示指放于耳穴背面,拇指稍用力由下至上,即由颈、颈椎、枕区向胸椎、肩区推压。同时嘱患者活动颈部。

方二:神门、肩、颈、上肢相应部位。操作:取王不留行籽,用小块胶布贴于上述耳穴,按耳穴压豆法常规操作,每 2 日换 1 次。

(4)刺络拔罐法

处方:主穴取阿是穴,配穴取风池、肩井、足三里。

操作:患者正坐,医者先用掌根在患处压痛明显处用力揉按片刻,然后用碘酒消毒,左手绷紧皮肤,右手持三棱针快速点刺 3～5 针使之出血,以 2～5ml 为宜。用于棉球擦净血迹后,取火罐吸附于其上,留罐 15 分钟。留罐期间同法点刺风池、肩井、足三里。起罐后在施罐部位施以温和灸。

(5)灸法

方一:风池、天柱、大椎、肩中俞、大抒、阿是穴。操作:每次取 3～4 个穴位,用艾条于所选穴位施灸,每穴每次灸 15～30 分钟,每日 1～2 次,3 次为 1 疗程。

方二:阿是穴。操作:取蓖麻叶适量,将其捣烂如泥膏状,敷贴于颈部阿是穴,上覆油纸固定。每日 1 次,3 日为 1 疗程。

3.穴位注射法

处方:天柱、足三里。

操作:取当归注射液 2ml、阿尼利是 2ml,VitB$_{12}$ 1ml 抽入注射器摇匀。将所取患侧穴位常规消毒后,先刺入天柱穴,在皮下推药 1～2ml,剩余药液注入足三里穴。其后医者施手法掐和弹拨局部条索状组织,10～15次。

4.中药内治法

治宜活血舒筋,疏风通络,可内服独活寄生汤、舒筋活血片,有头痛形寒等表证者,可用羌活胜湿汤。

5.中药外治法

(1)敷贴

处方:大黄150g,木瓜、地鳖虫、蒲公英各60g,栀子、没药各30g,乳香15g,红花、桃仁各9g。

操作:上药研末混匀,取适量与凡士林调敷患处,每日1次,3日为1疗程。

(2)热熨

处方:葱白、生姜各30g。

操作:将上药捣烂,置锅中炒热,用布包住,趁热敷熨于患处。每次25分钟,每日2～3次。

(3)熏洗

处方:伸筋草、海桐皮、秦艽、当归、钩藤、独活各9g,红花、桃仁、乳香、没药各6g。

操作:将上药用水煎煮,取滤液熏洗患处。每次20～30分钟,每日2次。

(4)涂擦

处方:生川乌、生草乌、生天南星、香樟木、樟脑、山栀、大黄、羌活、独活、花椒、路路通、苏木、蒲黄、赤芍、红花、桃仁各9g。

操作:将上药制成酊剂,涂搽患处,以透热为度,每日3次。

(5)药枕

处方:大黑豆适量。

操作:将大黑豆装入枕袋蒸熟,将患处枕于其上,每天不少于6小时。

6.理疗

(1)电兴奋法:采用电兴奋治疗机,用节律性感应电流,取直径3cm圆形手柄电操作,按顺序分别在养老、风池;新设、肩井;外关、大椎旁1寸;肩中俞和肩外俞放置阳极和阴极电极。治疗时先施手法轻按穴位,每次通电3～5s,先以感应电治疗,电量渐增大2～10V,以患者能耐受为度。当患侧肌肉开始收缩时即用直流电治疗,电流强度为20～40mA,每次通电3～5s。治疗时嘱患者作颈部活动。每日1次,每次5～10分钟,3～5次为1疗程。

(2)磁疗法:取阿是穴为主,配患侧的风池、肩井。取磁提针的泻极,自患侧风池穴起,依次沿着斜方肌上沿,每隔1寸施针1次,直至肩峰。每针按压3～5分钟,强度以患者感到酸胀为准。治疗过程中,嘱患者轻轻活动颈部。

第三节　急性腰扭伤

急性腰扭伤,为腰部的肌肉、韧带、筋膜等软组织在活动时因用力不当而突然损伤,可伴有椎间小关节的错位及其关节囊嵌顿,致使腰部疼痛并活动受限。本病中医称之为"闪腰岔气",多发于青壮年体力劳动者,临床上多见于搬运、建筑工人或长期从事弯腰工作、平时缺乏体力锻炼的人。损伤多发生于腰骶、骶髂关节或椎间关节两侧骶棘肌等部位。主要因外部暴力,以致筋脉损伤,瘀血瘀滞,气机不通而痛。

【病因病机】

腰部扭挫伤可分为扭伤与挫伤两大类,扭伤者较多见。

腰部扭伤多因突然遭受间接暴力致腰肌筋膜、腰部韧带损伤和小关节错缝。如当脊柱屈曲时,两侧骶棘肌收缩,以抵抗体重和维持躯干的位置,此时若负重过大或用力过猛,致使要部肌肉强烈收缩,而引起肌纤维撕裂;当脊柱完全屈曲时,主要靠棘上、棘间、髂腰等韧带来维持躯干的位置,此时若负重过大或用力过猛,则引起韧带损伤;腰部活动范围过大、过猛,弯腰转身突然闪扭,致使脊柱椎间关节受到过度牵拉或扭转,而引起椎间小关节错缝或滑膜嵌顿。某些脊柱结构上的先天畸形,如隐性脊椎裂、移行椎等,使腰部力学结构缺陷易受损伤。

腰部挫伤多为直接暴力所致,如车辆撞击,高处坠跌,重物压砸等,致使肌肉挫伤,血脉破损,筋膜损伤,引起瘀血肿胀,疼痛、活动受限等,严重者还可合并肾脏损伤。

【诊查要点】

(1)急性腰扭伤的诊断主要依据:腰部外伤史;伤后腰部疼痛及局部压痛点;活动受限、被迫体位;脊柱侧弯,腰部变直;下肢神经功能无异常;痛点封闭后疼痛明显减轻。

(2)有明显的外伤史。伤后腰部即出现剧烈疼痛,其疼痛为持续性,深呼吸、咳嗽、喷嚏等用力时均可使疼痛加剧,常以双手撑住腰部,防止因活动而发生更剧烈的疼痛,休息后疼痛减轻但不消除,遇寒冷加重;脊柱多呈强直位,腰部僵硬,腰肌紧张,生理前凸改变,不能挺直,仰俯转侧均感困难,严重者不能坐立、行走或卧床难起,有时伴下肢牵扯痛。

(3)腰肌及筋膜损伤时,腰部各方向活动均受限制,在棘突旁骶棘肌处、腰椎横突或髂嵴后部有压痛,棘上、棘间韧带损伤时,在脊柱屈曲受牵拉时疼痛加剧,压痛多在棘突或棘突间;髂腰韧带损伤时,其压痛点在髂嵴部与第5腰椎间三角区,屈曲旋转脊柱时疼痛加剧;椎间小关节损伤时,腰部被动旋转活动受限并使疼痛加剧,脊柱可有侧弯,有的棘突可偏歪,棘突两侧较深处有压痛;若挫伤合并肾脏损伤时,可出现血尿等症状。

(4)腰部扭挫伤一般无下肢痛,但有时可出现下肢反射性疼痛,多为屈髋时臀大肌痉挛,骨盆有后仰活动,牵动腰部的肌肉、韧带所致。所以,直腿抬高试验阳性,但加强试验为阴性,可与腰椎间盘突出神经根受压的下肢痛相鉴别。

(5)X线摄片检查,主要显示腰椎生理前凸消失和肌性侧弯,不伴有其他改变。

【治疗】

1.手法治疗

本病的治疗,急性期应强调绝对卧床休息。解痉、止痛,封闭为主。恢复期重点是腰部功能锻炼,配合理疗、按摩,促进功能恢复。

腰部扭伤患者以手法治疗为主,配合药物、固定和练功等治疗。腰部挫伤患者则以药物治疗为主。

对椎间小关节错缝或滑膜嵌顿者,用坐位脊柱旋转复位法。患者端坐方凳上,两足分开与肩等宽。以右侧痛为例,助手面对患者,用两腿夹住患者左大腿,双手压住左大腿根部以维持固定患者的正坐姿势。术者坐或立于患者之后右侧,右手自患者右腋下伸向前,绕过颈后,手指挟在对侧肩颈部,左手拇指推按在偏右棘突的后下角。当右手臂使患者身体前屈60°,再向右旋转45°,并加以后仰时,左拇指用力推按棘突向左,此时可感到指下椎体轻微错动,或可闻及复位的响声。最后使患者恢复正坐,术者用拇示指自上而下理顺棘上韧带及腰肌。

对患者不能坐位施术者,可用斜扳法。患者侧卧位,患侧在上,髋、膝关节屈曲,健侧在下,髋、膝关节伸直,腰部尽量放松。术者立于患者前侧或背侧,一手置于肩部,另一手置于臀部,两手相对用力,使上身和臀部做反向旋转,即肩部旋后,臀部旋前,活动到最大程度时,用力做一稳定推扳动作,此时往往可听到清脆的弹响声,腰痛一般可随之缓解。

2.药物治疗

(1)内服药:初期治宜活血化瘀、行气止痛,挫伤者侧重于活血化瘀,可用桃红四物汤加地鳖虫、血竭等。扭伤者侧重于行气止痛,可用舒筋汤加枳壳、香附、木香等。兼便秘腹胀者,如体质壮实,可通里攻下,加番泻叶 10～15g 代茶饮;后期宜舒筋活络、补益肝肾,内服补肾壮筋汤。

(2)外用药:初期外贴活血止痛类膏药,后期外贴跌打风湿类膏药,亦可配合中药热熨或熏洗。

3.物理疗法

可采用超短波、磁疗、中药离子导入等,以减轻疼痛、促进恢复。

4.固定方法

损伤初期宜卧硬板床休息,或佩戴腰围固定,以减轻疼痛,缓解肌肉痉挛,防止进一步损伤。

5.推拿按摩

轻手法推拿按摩可改善局部血液循环,解除肌肉痉挛,有益于本病的恢复,但重手法按摩可造成新的损伤,不宜选用。

6.练功活动

损伤后期宜做腰部前屈后伸、左右侧屈、左右回旋等各种功能锻炼,以促进气血循行,防止粘连,增强肌力。

会患者在各种不同类别的工作中,应尽量保持正确的操作与体位,避免在一个固定的体位下长时间工作。增强体质,提高腰肌耐力,进行腰、腹肌锻炼和其他体育疗法。提倡工间操。

对急性或初发性软组织性腰痛,应及时治疗,防止拖延转变为慢性腰痛。遵守各项工作条例和制度,劳逸结合,改进工作条件和防护设施。

第四节　腰椎间盘突出症

腰椎间盘突出症(Lumbar disc herniation,LDH)又称腰椎纤维环破裂症,是中老年常见病之一,是由腰椎退行性改变或外力作用引起腰椎间盘内、外压力平衡失调所致腰椎纤维环破裂,髓核突出,从而压迫了腰椎内神经根、血管、脊髓或马尾神经所致的一系列临床症状。1934年 MiXter 和 Barr 报告手术切除脱出的腰椎间盘获得成功,并取得良好的效果。其后国内外学者相继开展了腰椎间盘摘除术,并对腰椎间盘突出症进行了深入的研究。

【病因病机】

本病好发于 20~40 岁青壮年,男性多于女性。多数患者因腰扭伤或劳累而发病,少数可无明显外伤史。

两个椎体之间是由椎间盘相连接,构成脊椎骨的负重关节,为脊柱活动的枢纽。每个椎间盘由纤维环、髓核、软骨板三个部分组成。纤维环位于椎间盘的外周,为纤维软骨组织构成,其前部紧密地附着于坚强的前纵韧带,后部最薄弱,较疏松地附着于薄弱的后纵韧带。髓核位于纤维环之内,为富有弹性的乳白色透明胶状体。髓核组织在幼年时呈半液体状态或胶冻样,随着年龄增长,其水分逐渐减少,纤维细胞、软骨细胞和无定型物质逐渐增加,以后髓核变成颗粒状和脆弱易碎的退行性组织。软骨板位于上、下面,为透明软骨构成。腰椎间盘具有很大的弹性,起着稳定脊柱、缓冲震荡等作用。腰前屈时椎间盘前方承重,髓核后移;腰后伸时椎间盘后方负重,髓核前移。随着年龄的增长以及在日常生活工作中,椎间盘不断遭受脊柱纵轴的挤压力、牵拉力和扭转力等外力作用,使椎间盘不断发生退行性变,髓核含水量逐渐减少,而失去弹性,继之使椎间隙变窄,周围韧带松弛,或产生裂隙,形成腰椎间盘突出的内因;急性或慢性损伤是发生腰椎间盘突出的外因,当腰椎间盘突然或连续受到不平衡外力作用时,如弯腰提取重物时,姿势不当或准备欠充分的情况下搬动或抬举重物,或长时间弯腰后猛然伸腰,使椎间盘后部压力增加,甚至由于腰部的轻微扭动,如弯腰洗脸时、打喷嚏或咳嗽后,发生纤维环破裂、髓核向后侧或后外侧突出。

由于椎间盘退变是发病的重要内在因素,少数患者可无明显外伤史,只有受凉史而发病,多为纤维环过于薄弱,肝肾功能失调,风寒湿邪乘虚而入,腰部着凉后,引起腰肌痉挛,促使已有退行性变的椎间盘突出。

下腰部是全身应力的中点,负重及活动度大,损伤概率高,是腰椎间盘突出的好发部位。其中以腰 4、腰 5 椎间盘发病率最高,腰 5、骶 1 次之。

纤维环破裂时,突出的髓核压迫或挤压硬脊膜及神经根,是造成腰腿痛的根本原因。若未压迫神经根时,只有后纵韧带受刺激,而以腰痛为主。若突破后纵韧带而压迫神经根时,则以腿痛为主。坐骨神经由腰 4~5 和骶 1、骶 2、骶 3 五条神经根的前支组成,故腰 4~5 和腰 5、骶

1的椎间盘突出,引起下肢坐骨神经痛。初起神经根受到激惹,出现该神经支配区的放射痛、感觉过敏、腱反射亢进等征象。日久突出的椎间盘与神经根、硬膜发生粘连,长期压迫神经根,导致部分神经功能障碍,故除了反射痛外,尚有支配区放射痛、感觉减退、腱反射减弱甚至消失等现象。

多数髓核向后侧方突出,为侧突型,单侧突出者,出现同侧下肢症状;若髓核自后纵韧带两侧突出,则出现双下肢症状,多为一先一后,一轻一重,似有交替现象;髓核向后中部突出,为中央型,有的偏左或偏右,压迫马尾甚至同时压迫两侧神经根,出现马鞍区麻痹及双下肢症状。

【诊断要点】

1.主要症状

有腰部外伤、慢性劳损或感受寒湿史。腰痛和下肢坐骨神经放射痛。腰腿疼痛可因咳嗽、打喷嚏、用力排便等腹腔内压升高时加剧,步行、弯腰、伸膝起坐等牵拉神经根的动作也使疼痛加剧,腰前屈活动受限,屈髋屈膝、卧床休息可使疼痛减轻。重者卧床不起,翻身极感困难。病程较长者,其下肢放射痛部位感觉麻木、冷感、无力。中央型突出造成马尾神经压迫症状为会阴部麻木、刺痛、二便功能障碍,阳痿或双下肢不全瘫痪。少数病例的起始症状是腿痛,而腰痛不甚明显。

2.主要体征

(1)腰部畸形:腰痛向臀部及下肢放射。腰肌紧张、痉挛,腰椎生理前凸减少或消失,甚至出现后凸畸形。有不同程度的脊柱侧弯,突出物压迫神经根内下方时(腋下型),脊柱向患侧弯曲;突出物压迫神经根外上方(肩上型),则脊柱向健侧弯曲。

(2)腰部压痛和叩痛:突出的椎间隙棘突旁有压痛和叩击痛,并沿患侧的大腿后侧向下放射至小腿外侧、足跟部或足背外侧。沿坐骨神经走行有压痛。

(3)腰部活动受限:急性发作期腰部活动可完全受限,绝大多数患者腰部伸屈和左右侧弯功能活动呈不对称性受限。

(4)皮肤感觉障碍:受累神经根所支配区域的皮肤感觉异常,早期多为皮肤过敏,渐而出现麻木、刺痛及感觉减退。腰3～4椎间盘突出,压迫腰4神经根,引起小腿前内侧皮肤感觉异常;腰4～5椎间盘突出,压迫腰5神经根,引起小腿前外侧、足背前内侧和足底皮肤感觉异常;腰5、骶1椎间盘突出,压迫骶1神经根,引起小腿后外侧、足背外侧皮肤感觉异常;中央型突出则表现为马鞍区麻木,膀胱、肛门括约肌功能障碍。

(5)肌力减退或肌萎缩:受压神经根所支配的肌肉可出现肌力减退,肌萎缩。腰4神经根受压,引起股四头肌(股神经支配)肌力减退、肌肉萎缩;腰5神经根受压,引起伸背肌肌力减退;骶1神经根受压,引起踝跖屈和立位单腿翘足跟力减弱。

(6)腱反射减弱或消失:腰4神经根受压,引起膝反射减弱或消失;骶1神经根受压,引起跟腱反射减弱或消失。

(7)直腿抬高试验阳性,加强试验阳性。屈颈试验阳性,即头颈部被动前屈,使硬脊膜囊向头侧移动,牵张作用使神经根受压加剧,而引起受累的神经痛;仰卧挺腹试验与颈静脉压迫试验阳性,即压迫患者的颈内静脉,使其脑脊液回流暂时受阻,硬脊膜膨胀,神经根与突出的椎间盘产生挤压,而引起腰腿痛;股神经牵拉试验阳性,为上腰椎间盘突出的体征。

3.检查

(1)X线摄片检查:正位片可显示腰椎侧凸,椎间隙变窄或左右不等,患侧间隙较宽。侧位片显示腰椎前凸消失,甚至反张后凸,椎间隙前后等宽或前窄后宽,椎体可见休默结节等改变,或有椎体缘唇样增生等退行性改变。X线平片的显示必须与临床的体征定位相符合才有意义,主要排除骨病引起的腰骶神经痛,如结核、肿瘤等。

(2)脊髓造影检查:椎间盘造影能显示椎间盘突出的具体情况。蛛网膜下隙造影可观察蛛网膜下隙充盈情况,能较准确地反映硬脊膜受压程度和受压部位以及椎间盘突出部位和程度;硬膜外造影可描绘硬脊膜外腔轮廓和神经根的走向,反映神经根受压的状况。

肌电图检查:根据异常肌电图的分布范围可判定受损的神经根及其对肌肉的影响程度。

CT、MRI检查:可清晰地显示出椎管形态、髓核突出的解剖位置和硬膜囊神经根受压的情况,必要时可加以造影。CT、MRI的检查临床诊疗意义重大。

【治疗】

1.非手术治疗

适应证:①初次发作或病程短者。②病程较长,但症状体征较轻者。③特殊查体表明突出物较小者。④不能行走或不同意手术者。

(1)卧床休息:患者需卧硬板床(大小便均不下床或坐起),卧床2~3周后腰围保护下床活动。3个月内不做弯腰负重动作。

(2)骨盆牵引:用于初次发作及反复发作的急性期。持续牵引根据个体差异在7~15kg之间,抬高床尾做反复牵引,共2周。亦可使用间断牵引法,每日3次,每次0.5~1小时,重量可达体重±10%,每3周1个疗程,每疗程间隔5~6日,可进行2~3个疗程。牵引应配合卧床休息、肌肉锻炼及理疗。孕妇、高血压及心脏病患者禁用。

(3)理筋手法:先用按摩法,患者俯卧,术者用两手拇指或掌部自上而下按摩脊柱两侧膀胱经,至患肢承扶处穴改用揉捏,下抵殷门、委中、承山穴;推压法,术者两手交叉,右手在上,左手在下,手掌向下用力推压脊柱,从胸椎至骶椎;滚法,从背、腰至臀腿部,着重于腰部。缓解、调理腰臀部的肌肉痉挛。然后用俯卧推髋扳肩法,术者一手掌对对侧推髋固定,另一手自对侧肩外上方缓缓扳起,使腰部后伸旋转到最大限度时,再适当推扳1~3次,对侧相同。俯卧推腰扳腿法,术者一手掌按住对侧患椎以上腰部,另一手自膝上方外侧将腿缓缓扳起。直到最大限度时,再适当推扳1~3次,对侧相同。侧卧推髋扳肩法,在上的下肢屈曲,贴床的下肢伸直,术者一手扶患者肩部,另一手同时推髂部向前,两手同时向相反方向用力斜扳,使腰部扭转,可闻及或感觉到"咔嗒"的响声,换体位作另一侧。侧卧推腰扳腿法,术者一手掌按住患处,另一手自外侧握住膝部(或握踝上,使之屈膝),进行推腰牵腿,做腰髋过伸动作1~3次,换体位作另一侧。推扳法,可调理关节间隙,松解神经根粘连,或使突出的椎间盘回纳。推扳手法要有步骤有节奏地缓缓进行,绝对避免使用暴力。中央型椎间盘突出症不适宜用推扳法。

(4)针灸:常用肾俞、环跳、承扶、殷门、委中、阳陵泉。有根性疼痛者,加夹脊穴。再循经取穴备用。每次选用3~5个穴位,以加强刺激或中等刺激,使电麻感向远端放射。急性期每日

图 19-10 腰部扭伤理筋手法 1 次,症状好转后间隔 1~2 日针刺,10 次为 1 个疗程。亦可用当归川芎红花注射液 0.4ml 做上述穴位注射。

(5)局部热敷、理疗、中药离子导入等。

(6)熏腰蒸汽疗法:是在熏腰蒸汽床上进行治疗,采用纯天然药物组成,将药物粉碎成粉末,装入小布袋内,扎口放进电热杯内加热,杯盖去掉,放在腰部下面,启动电源使药物煮沸产生药效进行熏腰蒸汽治疗,患者自行控制调温开关,每次熏腰时间 45~60 分钟,每天 1 次,6 次为 1 个疗程。

(7)中西医药物治疗

1)中医中药:血瘀型:活血化瘀,行气止痛,选用血府逐瘀汤或桃红四物汤。寒湿证:散寒除湿,温经通络,选用羌活胜湿汤或独活寄生汤。湿热型证:清热除湿,方用二妙散加杜仲、牛膝、木瓜、薏苡仁等。肝肾亏虚型:偏阳虚者宜温补肾阴,选用四物汤合右归丸;偏阴虚者宜滋补肾阴,方用四物汤合左归丸。

急性期或初期治宜活血舒筋,可用舒筋活血汤加减;慢性期或病程久者,体质多虚,治宜补养肝肾,宣痹活络,内服补肾壮筋汤等;有风寒湿者,宜温经通络,方用大活络丹等。

2)西医西药:患者症状严重者可采用脱水治疗,20％甘露醇注射液 250ml,静脉滴注,2 次/日,配合地塞米松 10~20mg 静脉滴注,1 次/日,使用 3~7 天。亦可使用非甾体类消炎药,如双氯芬酸钠缓释胶囊每次 50mg,2 次/日。配合地巴唑每次 10mg,3 次/日,维生素 B_1 每次 20mg,3 次/日。

(8)封闭疗法:①硬膜外腔封闭法:患者侧卧,患侧在下,经腰椎间隙进入硬膜外腔后,醋酸强的松龙 25mg 加 2％利多卡因 20ml 加维生素 B_{12} 250μg,注入硬膜外腔。每周 1 次,2~3 次为 1 个疗程。常需 1~2 个疗程。对合并椎管狭窄者,可用上药加生理盐水稀释至 200ml 后接管缓慢滴注于硬膜外腔,2~3 小时滴完。②骶管操作法:患者俯卧,保持头低臀高位。先做骶裂孔局部浸润麻醉,试探骶裂孔和骶管方向。确定进针点和方向后,改用 16 号穿刺针进入骶管,拔出针芯,尾部连接装有水柱的玻璃管,缓慢进针,深度不得超过第 2 骶椎水平。出现负压搏动,回吸无脑脊液,证实位于膜膜外腔,即可连接注射器,缓慢注入药物(具体同硬膜外腔操作方法)。注药后平卧 20~30 分钟后即可起床。③关节突间封闭法:用醋酸泼尼松 25mg 加 2％利多卡因 2~4ml。患者俯卧,确定病变间隙,棘突旁开 1~1.5cm,20 号腰穿针垂直进入皮肤,边进针边注射,直到接触小关节骨质后,再将剩余药液注入。

(9)髓核切吸术:在 X 线监测定位后,切削冲洗,吸出部分髓核。适用于腰椎间盘膨出者。

(10)化学溶核:在电视 X 线定位监测下,用国产胶原酶 600U 注入椎间盘内,或注 1200U 于椎间盘突出物附近,使髓核及纤维环溶解。适用于椎间盘膨出或突出而无钙化者。

(11)牵抖法:患者俯卧,两手抓住床头。术者双手握住患者两踝,用力牵抖并上下抖动下肢,带动腰部,再行按摩下腰部;滚摇法,患者仰卧,双髋膝屈曲,术者,一手扶两踝,另一手扶双膝,将腰部旋转滚动,1~2 分钟。

以上手法可隔日 1 次,1 个月为 1 个疗程。

2.手术治疗

(1)适应证:①症状严重,影响工作生活,至少3个月的严格非手术治疗无效;或其他原因不能接受非手术治疗。②临床检查有广泛的肌肉瘫痪、感觉减退及马尾神经损伤者;或完全及部分截瘫者,应尽早手术。③合并脊椎滑脱及椎弓根骨折者,宜尽早手术。

(2)手术方法:①单开窗髓核摘除术。②半椎板或全板切除椎管减压髓核摘除术。适应于中央型椎间盘突出或合并椎管狭窄者。③神经根管减压髓核摘除术,适应于椎间盘突出于神经根管内者。④髓核摘除植骨融合内固定术,适应于合并峡部裂及脊柱滑脱者。

3.练功活动

腰腿痛症状减轻后,应积极进行腰背肌的功能锻炼,可采用飞燕点水、五点支撑练功,经常后伸、旋转腰部,直腿抬高或压腿等动作,以增强腰腿部肌力,有利于腰椎的平衡稳定。

第五节　第三腰椎横突综合征

由于第三腰椎横突周围组织的损伤,附近组织发生牵拉、摩擦、压迫刺激后形成的单侧慢性腰痛。造成慢性腰痛,出现以第三腰椎横突处明显压痛为主要特征的疾病称为第三腰椎横突综合征,亦称第三腰椎横突滑囊炎,或第三腰椎横突周围炎。因其可影响邻近的神经纤维,故常伴有下肢疼痛。本病多见于青壮年,尤以体力劳动者常见。

【病因病机】

多因急性腰部损伤未及时处理或长期慢性劳损所致。第三腰椎居5个腰椎的中点,其两侧的横突最长,是腰肌和腰方肌的起点,并有腹横肌、背阔肌的深部筋膜附着其上。第三腰椎为5个腰椎的活动中心,其活动度较大,腰腹部肌肉收缩时,此处受力最大,易使肌肉附着处发生撕裂性损伤。

第三腰椎横突部的急性损伤或慢性劳损,使局部发生炎性肿胀、充血、渗出等病理变化而引起横突周围瘢痕粘连,筋膜增厚,肌腱挛缩以及骨膜、纤维组织及纤维软骨增生等病理改变。风寒湿邪侵袭可加剧局部炎症反应。

臀上皮神经发自腰1～腰3脊神经后支的外侧支,穿横突间隙向后,再经过附着于腰1～腰4横突的腰背筋膜深层,分布于臀部及大腿后侧皮肤。故第三腰椎横突处周围组织损伤可刺激该神经纤维,日久神经纤维可发生变性,导致臀部及腿部疼痛。

【诊断要点】

(1)有突然弯腰扭伤、长期慢性劳损或腰部受凉史。

(2)多见于从事体力劳动青壮年。

(3)一侧慢性腰痛,晨起或弯腰时疼痛加重,久坐直起困难,有时可向下肢放射至膝部。

(4)第三腰椎横突处明显压痛,并可触及条索状硬结。

(5)X线摄片可见第三腰椎横突过长或左右不对称。

【鉴别诊断】

腰椎间盘突出症:压痛点多于腰 4～5 及腰 5～骶 1 间隙旁,沿坐骨神经放射痛,伴腱反射、感觉、肌力异常。X 线摄片有椎间隙变窄,CT、磁共振可确诊。

【治疗】

1.非手术治疗

(1)手法疗法:手法以推揉压按、弹拨、捏拿滚擦为主,并可反复揉压委中、承山及阿是穴,每天 1 次,至症状缓解。

(2)针灸:取阿是穴,深度 4～8cm,留针 10～15 分钟,每日 1 次,10 次为 1 疗程。1～2 疗程后常有明显疗效。

(3)针刀疗法:取第三腰椎患侧横突尖常规消毒,刀口线与人体纵轴平行刺入,刀口接触骨面后横行剥离,感觉肌肉和骨质之间有松动感时出针。

(4)热敷:可选用局部热敷、理疗。

(5)熏腰蒸汽疗法:是在熏腰蒸汽床上进行治疗,采用纯天然药物组成,将药物粉碎成粉末,装入小布袋内,扎口放进电热杯内加热,杯盖去掉,放在腰部下面,启动电源使药物煮沸产生药效进行熏腰蒸汽治疗,患者自行控制调温开关,每次熏腰时间 45～60 分钟,每天 1 次,6 次为 1 疗程。

2.中医中药

(1)气滞血瘀:行气活血,选用桃红四物汤。

(2)风寒阻络:祛风散寒,通络止痛,选用麻桂温经汤或独活寄生汤。

(3)外用消痛贴膏、健皮膏、代温灸膏敷贴。

3.西医西药

(1)醋酸泼尼松 12.5mg 加 2% 利多卡因 2ml,在第 3 腰椎横突尖处作骨膜及周围组织浸润注射。每周 1 次,2～3 次即可。

(2)疼痛严重者可短期内使用双氯芬酸钠缓释胶囊每次 50mg,2 次/日。亦可外用联邦针痛膏。

(3)练功疗法:急性期后积极练功,直立双足分开与肩同宽,双手交叉,拇指向后按揉第三腰椎横突,同时做腰部旋转、后伸、前屈运动。

4.手术疗法

长期疾病影响工作生活,非手术治疗无效者,行腰背脊筋膜松解加横突部软组织剥离术。若横突过长,可并行横突切除术。

第六节 梨状肌综合征

梨状肌综合征指因梨状肌发生损伤、痉挛、变性以致梨状孔狭窄,从而使通过该孔的坐骨神经和其他骶丛神经及臀部血管遭受牵拉、压迫所产生的一种病症。

1937年,Freiberg首次报道了2例用切断梨状肌的方法治疗的梨状综合征患者,获得满意疗效。近几十年来,对于梨状肌与坐骨神经痛的研究进展不大。赵定麟(1985年)曾提出"坐骨神经盆腔出口狭窄症",认为某些因素造成盆腔出口狭窄,以致穿过此口的坐骨神经卡压。宗立本(1991年)认为坐骨神经穿出盆腔至坐骨结节一段经常受到卡压、磨损或其他病变影响而引起坐骨神经痛,称其为臀区综合征。本病多见于青壮年,男性多于女性,近2:1。

【病因病机】

梨状肌综合征多由间接外力所致,如闪、扭、跨越、反复下蹲等动作及慢性劳损,感受风寒侵袭等引起。腰部遇有跌闪扭伤时,髋关节急剧外展、外旋,梨状肌猛烈收缩;或髋关节突然内旋,使梨状肌受到牵拉,均可使梨状肌遭受损伤。有坐骨神经走行变异者更易发生。梨状肌的损伤可能为肌膜破裂或部分肌束断裂,导致局部充血、水肿,肌肉痉挛、肥大或挛缩,常可压迫、刺激坐骨神经而引起臀部及大腿后外侧疼痛、麻痹。久之可引起臀大肌、臀中肌的萎缩。某些妇女由于盆腔炎、卵巢或附件炎等波及梨状肌,也可引起梨状肌综合征。

【诊断要点】

大多数患者有过度旋转髋关节的病史,有些患者有夜间受凉病史。主要症状是臀部疼痛,可向小腹部、大腿后侧及小腿外侧放射。疼痛多发生于一侧臀腿部,髋内旋内收活动时疼痛加重。严重者自觉臀部有"刀割样"或"烧灼样"疼痛,大小便或大声咳嗽等引起腹内压增高时可使疼痛加剧,睡卧不宁,甚至走路跛行。偶有会阴部不适,小腿外侧麻木。

检查患者腰部无明显压痛和畸形,活动不受限。梨状肌肌腹有压痛,可触及条索状隆起的肌束或痉挛的肌肉,有钝厚感,或者肌腹呈弥漫性肿胀,肌束变硬、坚韧,弹性减低,臀肌可有轻度萎缩,沿坐骨神经可有压痛。直腿抬高试验在小于60°时,梨状肌被拉紧,疼痛明显,而大于60°时,梨状肌不再被拉长,疼痛反而减轻。加强试验阴性。梨状肌紧张试验阳性,即髋关节内旋内收活动疼痛加重。梨状肌封闭后,疼痛可消失。

【治疗】

以手法治疗为主,配合药物、针灸等治疗。

1.理筋手法

患者俯卧位,术者先按摩臀部痛点,使局部略有发热的舒适感,然后术者以双拇指相重叠,触摸钝厚变硬的梨状肌,用力深压并用弹拨法来回拨动梨状肌,弹拨方向应与肌纤维相垂直。对肥胖患者力度不够时,可用肘尖部深压弹拨。弹拨10~20次后,再做痛点按压。最后由外侧向内侧顺梨状肌纤维走行方向做推按捋顺,两手握住患肢踝部牵抖下肢而结束。手法每周2~3次,连续2~3周。

2.药物治疗

急性期筋膜扭伤,气滞血瘀,疼痛剧烈,动作困难,治宜化瘀生新、活络止痛,可用桃红四物汤加减;慢性期病久体亏,经络不通,痛点固定,臀肌萎缩,治宜补养气血、舒筋止痛,可用当归鸡血藤汤加减;兼有风寒湿痹的,可选用独活寄生汤、祛风胜湿汤、宣痹汤等加减。

3.针灸治疗

取阿是穴、环跳、殷门、承扶、阳陵泉、足三里等穴,用泻法,以有酸麻感向远端放散为宜。针感不明显者,可加强捻转。急性期每天针刺一次,好转后隔日1次。

第七节　腰椎椎管狭窄症

腰椎管狭窄症为多种原因引起的腰椎椎管、神经根管及椎间孔变形或狭窄,从而引起马尾及神经根受压所出现的临床综合征。根据其发生原因,可以把腰椎管狭窄症分为先天性(发育性)和继发性两类。本病多发于40岁以上的中老年人,好发部位为腰4～5,其次为腰5骶1。

【病因病机】

由于先天性椎管发育不良,中年以后腰椎退行性变,如骨质增生、黄韧带及椎板肥厚、小关节突肥大、椎间盘退变等使椎管容积进一步狭小。陈旧性腰椎间盘突出、脊椎滑脱、腰椎骨折脱位复位不良、脊柱融合术后或椎板切除术后等也可引起腰椎管狭窄。由于椎管容积狭小,因而压迫马尾与神经根而发病。如有外伤炎症,静脉瘀血等因素,可使症状加重。

1.黄韧带肥厚

正常人在椎板间的黄韧带为4mm,在侧方侧隐窝的黄韧带为2mm,椎板间的黄韧带与侧隐窝的黄韧带是一体的。黄韧带肥厚的患者,其椎板间的厚度可达10mm以上,两侧隐窝的黄韧带达4mm以上,使椎管和侧隐窝的前后径变小,导致椎管狭窄。

2.关节突肥大

退变的早期腰椎可发生创伤性关节炎反应,椎体后缘及关节突骨质增生,形成骨刺,椎管及椎间孔变窄,有时因长期劳损,可使关节突变肥大,甚至关节突骨质伸入椎间孔,从而导致椎管狭窄。

3.腰椎间盘退变

椎间盘退变将伴随着关节突蜕变、上下关节突失去挂钩作用而失稳,导致椎体向前、后侧方滑脱。同时,由于腰椎间盘的退变进行发展,纤维环破裂,髓核突出,造成侧隐窝、椎间孔、椎间隙狭窄,使椎管形成节段性狭窄。

4.神经根及马尾神经受压

不论是骨质增生、骨刺的骨性压迫,或纤维环纤维、椎间盘、肥厚韧带的软性压迫,或物理、化学因素的刺激,都可导致神经根炎、缺血性疼痛、神经粘连,当腰部活动时,更易造成牵拉性损伤,久之神经纤维变性,传导功能障碍。

【临床表现】

中年以上多见。多隐匿起病,发展缓慢,有腰背痛史,偶尔于外伤或负重后加重。马尾神经性间歇性跛行在中央型椎管狭窄或狭窄较重者多见,其特点是行走一段距离后出现下肢痛、麻木、无力,需蹲下或坐下休息一段时间后症状缓解,方能继续行走。随着病情加重,能行走的距离越来越短,使症状缓解需要休息的时间越来越长,但下肢血循环是正常的。狭窄严重时,腰部任何姿势均不能缓解疼痛。随病情进展,疼痛位置可逐渐下移到小腿,并伴有局部感觉异常和麻木感。部分患者可有鞍区麻木,胀热感和针刺样感觉。部分患者可有性功能与膀胱、直肠功能障碍。

疾病中早期患者症状多,但体征少或较轻,特别在休息后更难查到阳性病征,这是本病的特点。脊柱活动受限较少,直腿抬高试验通常为阴性,下肢神经系统检查一般正常;只有在病员尽量行走并出现明显下肢症状后再检查才可能发现神经功能改变。弯腰试验多为阳性,即嘱病员加快步行速度,则疼痛加重,如果继续行走,患者为了减轻疼痛多采取弯腰姿势,或坐位时腰部向前弯曲亦可减轻症状。但当疾病发展到一定程度时,临床检查患者常有脊柱侧弯,椎旁肌肉痉挛,腰后伸受限,腰部过伸试验阳性。受压神经支配区域的皮肤感觉减弱或消失,患者拇趾背伸力减弱,膝反射、跟腱反射减弱或消失,部分患者有下肢肌肉无力、萎缩,鞍区麻木,括约肌松弛。如合并有椎间盘急性突出并压迫神经根,则直腿抬高试验可为阳性。

【诊断要点】

(1)反复的腰痛并双下肢放射痛,间歇性跛行。

(2)自觉症状重而客观体征少,直腿抬高试验或跟臀试验一般阴性。

(3)CT 或 MRI 检查椎管横切面积小于 $1.3cm^2$ 或椎管矢状径少于 1cm,横径少于 2cm。

【鉴别诊断】

1.腰椎间盘突出症

腰椎间盘突出症者突出物亦可使椎管狭窄,但已因病单纯、明确而作为一个独立疾病。腰椎椎管狭窄症及其发病年龄偏高,病情进展缓慢,临床症状多体征少,症状加重及缓解与体位及活动量有关。腰椎间盘突出症发病年龄偏低,病情发展较迅速,症状虽取特殊体位可缓解,但患者仍难以忍受。影像学检查有重要鉴别意义。

2.腰椎滑脱症

在症状多体征少方面类似,亦可出现下腰及下肢症状,腰后伸时疼痛加重。但腰椎滑脱者其腰椎生理前凸加大,X 线摄片(侧位、双斜位)可明确诊断。腰椎管狭窄症伴假性滑脱者,其滑脱多在腰 3~5 间隙,多为中年以上患者。

【治疗】

对临床症状轻、对生活和工作影响不严重的腰椎椎管狭窄症采用非手术治疗,包括休息、减少活动,改善微循环药物、硬膜外类固醇药物注射、推拿按摩、使用弹性腰围等。非手术治疗无效、神经症状重者需手术治疗。恢复椎管容积为解除神经及其供应血管所受压迫的唯一治疗方法。手术减压对脊柱稳定性的破坏越小越好。

1.非手术治疗

(1)卧床休息:急性期卧床休息是一个较好的缓解症状的方法。卧床后局部静脉回流改善,无菌性炎症反应(充血、水肿)消退,椎管内的狭窄得以缓解,加上腰背肌放松,一般卧床2～3周,主观症状多会减轻。

(2)药物治疗

1)辨证论治:本病主要是由肾气亏虚、真阴不足、劳损久伤,或外邪侵袭,以致风寒湿邪淤积不散所致。

①气滞血瘀型

主证:有明显外伤史,腰部疼痛较剧,拒按,转侧不利,屈伸不利,后期可有下肢疼痛麻木或肌肉萎缩,舌紫暗,脉涩或弦。

主证分析:跌打外伤,屏气闪挫,致使气滞血瘀,故疼痛拒按,转侧屈伸不利。舌暗、脉涩均为有瘀血之象。

治法:活血化瘀、理气止痛。

方药:身痛逐瘀汤加减。

当归、川芎、红花、桃仁、乳香、没药、土鳖虫、地龙,畏寒肢冷加附子、肉桂;气滞突出者加柴胡、枳壳。

②风寒侵袭型

主证:无明显外伤史,逐步感腰腿疼痛,下肢拘挛难伸,阴雨天加重,苔薄,白腻,脉浮缓。

主证分析:风寒侵袭人体,痹阻经络,气血不通则痛,阴雨天气血凝涩则疼痛加剧,风邪袭入则见肢体强直难收。苔脉皆风寒之象。

治法:祛风散寒、温经止痛。

方药:蠲痹汤加减。

独活、乳香、牛膝、防风、细辛、当归、川芎、制川乌、桑寄生,阳虚加淫羊藿、巴戟天;湿胜加薏苡仁、防己。

③湿热下注型

主证:腰腿疼痛,有热感,热天或阴雨天加重,活动后可减轻,小便涩。苔黄腻,脉濡数。

主证分析:湿热壅滞,筋脉弛缓,经气不通,故见腰腿疼痛而伴有热感,热天或阴雨天则湿热邪盛而疼痛加剧,活动后气机舒展则疼痛稍缓,湿热下注膀胱则小便涩赤。苔黄腻,脉濡数为湿热之象。

治法:清热利湿、舒筋止痛。

方药:四妙丸加减。

苍术、黄檗、牛膝、薏仁、木通、木瓜、忍冬藤、地龙,湿胜加防己、蚕沙;口苦加黄芩、龙胆草。

④肾气不足型

主证:腰腿疼痛,酸软无力,遇劳加剧,反复发作。舌质淡红,脉沉细无力。

主证分析:腰为肾之府,肾主骨髓,肾精不足,腰肾失养,故见疼痛悠悠,酸软无力,劳则气耗,正虚益甚而疼痛加重。脉细弱为肾虚之象。

治法:补肾填精。

方药:青娥丸加减。

补骨脂、杜仲、胡桃肉、熟地、当归、川芎、黄精、桑寄生,阳虚加附子、肉桂、淫羊藿;久痛入络加全蝎、地龙、蜈蚣;气虚加党参、白术。

2)专方治疗

①白花蛇酒:白花蛇5条,白酒500ml,泡7天。每次10ml,每天3次,口服。

②草乌酒:制草乌20g、当归70g、白芍70g、黑豆70g、忍冬藤90g,白酒1500ml,泡5天,每次10ml,每天3次口服。

③加味阳和汤:熟地30g,鹿角胶、肉桂、麻黄、白芥子、炮姜、酒制大黄各10g,甘草6g,蜈蚣2条。寒重者加制川草乌各6g,淫羊藿30g;湿重者加茯苓30g,白豆蔻10g;热重者加知母、黄柏各10g;间歇性跛行严重者加黄芪30g。水煎服,每天一剂,分2次服。

3)消炎止痛类药物治疗:如吲哚美辛、布洛芬、芬必得等可部分缓解症状。

(3)推拿按摩:手法治疗腰椎管狭窄症,可以活血舒筋、松解粘连,使症状得以缓解或消失。常用手法有腰臀部揉按法、点穴法、滚法、提捏法等。手法操作要轻柔,禁用强力的旋转手法,以免加重病情。除采用上述一般性手法外,还可选用以下手法治疗。

1)蹬腿牵引法:患者仰卧位,术者立于患侧,以右下肢为例。术者一手托住患肢踝关节前方,另一手握住小腿后方,使髋、膝关节屈曲。双手配合,使髋关节被动顺时针或逆时针方向旋转,各3~5圈,然后嘱患者配合用力,迅速向上蹬腿,术者顺着蹬腿的方向用力向上牵引患肢,操作3~5次。必要时依同法治疗另一侧。

2)直腿屈腰法:患者两腿伸直端坐床上,两足朝向床头端。术者面对患者站立于床头一端,尽量用两大腿抵住患者两足底,然后以两手握住患者的两手,用力将患者拉向自己身前,再放松回到原位,一松一拉,迅速操作,重复操作8~12次。

(4)骨盆牵引:可拉开关节间和椎间距离以扩大椎管容积,缓解神经受压,消除充血、水肿以达到缓解症状。

(5)功能锻炼:病情缓解后应加强腹肌锻炼,增强腹肌的力量,缓解腰肌的紧张,使腰骶角减少,恢复正常姿势,以增加椎管的容积,缓解压迫。每次作10分钟仰卧起坐,每天至少2次。此外,骨盆倾斜锻炼也有助于减轻症状。

(6)中药离子导入法

处方:独活、防风、牛膝、川乌、元胡、姜黄、血竭、海桐皮、透骨草、乳香、没药、秦艽、桃仁、红花各15g。

操作:上述诸药,装纱布入屉蒸30分钟,稍凉后置于患处。药袋上、下各垫一毛巾,防止皮肤烫伤或药物散热太快。

2.手术治疗

(1)手术指征:①日常活动受限或疼痛无法忍受,经系统的非手术治疗无效者;②神经症状进行性加重,如股四头肌无力、踝关节不能背伸等;③有膀胱功能障碍。

(2)手术目的:预防功能障碍进一步加重,减少疼痛以及改善日常活动。应向患者讲清,术后功能改善明显,但腰痛的预后难以预料。有时手术很彻底,但腰痛仍存在。

(3)手术原则:手术不仅要彻底有效地解除对脊髓和神经根的压迫,而且要保持或恢复脊柱的稳定性。手术成功的关键在于精确地了解疼痛的部位和起因。手术失败的原因主要是不了解病变的病理生理以及不正确的手术技巧:①减压不充分,如只切除椎板,未对挤压神经根的狭窄的侧隐窝及神经根管进行减压或减压不充分,遗留神经症状;②过分减压,如切除膨出的椎间盘,不必要地过多切除椎板和关节突,导致腰椎失稳。近年来多强调针对不同病因和有限化手术,不主张单一模式大范围减压的手术方法。主张采用以较小的手术创伤,达到彻底的减压并维持术后腰椎的稳定性、保留小关节的扩大椎管减压术和椎板成形术。

(4)术式选择:手术方法取决于患者的症状和检查所见。

1)全椎板切除减压术:以往认为全椎板切除减压术是治疗腰椎管狭窄症的标准手术,但长期随访仍存在一些问题。应用全椎板切除术治疗腰椎管狭窄症最大的问题是对脊柱后部结构的破坏,破坏脊柱的稳定性,而使手术效果不满意。但不等于全椎板切除术不可取,全椎板切除术允许充分的神经减压。

2)多节段椎板切开减压术:此方法维持脊柱的稳定性优于全椎板切除术。多节段椎板切开减压术适用于发育性椎管狭窄。多用于椎管狭窄不严重伴椎间盘突出的中年患者;亦可用于轻度或中度的退行性及混合性椎管狭窄,尤其是术前考虑椎间盘突出行髓核摘除者。近年有人提出采用单侧椎板切开减压术治疗腰椎管狭窄症,亦可获得良好治疗结果。

3)关节突关节部分切除减压术:其优点是维持脊柱的稳定性。长期随访无脊柱滑脱现象,无明显脊柱退行性改变。但在行双侧侧隐窝狭窄减压时,至少应保留关节突关节的外 1/3,否则可影响脊柱的稳定性。

4)全椎板切除减压加植骨融合术:对椎管狭窄症全椎板切除减压术同时行椎间融合术的确切适应证还不十分明确。Zdelick 总结文献,提出在以下几种情况需行脊柱融合术:退行性脊柱滑脱伴椎管狭窄在行全椎板切除减压术时一期行脊柱融合术;双侧关节突关节、椎间孔狭窄手术减压时一期行脊柱融合术,以防术后脊柱滑脱;椎管狭窄中有其他腰椎不稳定的情况,如双侧峡部不连、脊柱侧弯可同期行椎管减压融合术。

5)全椎板切除减压植骨融合加内固定器固定术:此手术适用于一些腰椎管狭窄症具有潜在脊柱不稳的患者,及术后全椎板切除易产生脊柱滑脱的患者。

第八节　腰椎滑脱症

腰椎椎弓峡部骨质失去连续性或腰椎退变致上位椎体在下位椎体上向前滑动称为腰椎滑脱症。腰椎滑脱系后天性的,它是在关节突间部薄弱或椎弓根薄弱或两者同时薄弱,或具有发育缺损等基础上,由慢性劳损或应力骨折引起的。在较少情况下,亦可因急性损伤或先天性峡部缺损引起。完整的椎弓是防止脊椎前移的重要条件。即使周围所有韧带均切断,如保持椎弓完整,亦不致发生脊椎滑脱。人在站立位时,第五腰椎与骶椎之间向前成角,呈一倾斜面,有向前滑脱倾向。正常人每一椎骨的椎体借椎间盘及上下两对关节突关节与相邻椎骨相连。椎间盘对外力的抗力甚差。如后部上下椎骨的关节突不能相互交锁，仅有椎间盘连接，则不能防止椎体前移，即易引起脊椎滑脱。

【病因病机】

1.峡部裂(spondylolysis)的原因

(1)先天性：认为腰椎弓中央荐两侧各有化骨中心，在发育中未能连接而成峡部裂。胎生即有椎弓峡部的缺损，行走之后逐渐发生滑脱。

(2)家族性或遗传性：其原因也是先天性腰椎峡部骨化中心未能愈合，但有明显的家族性，可能系儿童时期细弱的峡部折断而成峡部缺陷。

(3)后天性、疲劳骨折：Cozen(1961 年)报告 2 例儿童在发育过程中发现峡部裂隙。Murray(1968 年)、Wiltse(1962 年)和 Trolp(1977 年)等均认为系峡部疲劳骨折。

(4)创伤性：腰椎峡部因外伤特别是后伸损伤，可发生骨折。

2.脊椎滑脱的发生

正常人直立时躯干重量通过腰 5 传达到骶骨，由于骶骨上面向前倾斜，故腰 5 在其上受至体重压力时有向前向下滑移的倾向。这种向前的剪力在正常人被后关节突所抵消，即腰 5 之下关节突被阻挡在骶 1 上关节突的后面，而防止腰 5 向前滑移盛。腰椎峡部裂以腰 5 为最多，峡部不连接使腰 5 椎体及上关节突与其棘突、椎板、下关节突分离，减弱了阻挡向前滑脱的能力，滑脱的发生大约主要是在青春期中，与此期的剧烈活动可能有关，以后滑脱继续增加的倾向很少。滑脱的程度可随病因不同而异。在先天性者，幼儿会行走时即可逐渐发生滑脱至成人可以发展到完全滑脱，是本症中的最严重者，也是治疗最困难的病例。由于椎弓峡部较薄弱，受劳损或外伤而峡部疲劳骨折不连接的病例，大多系在青年时发现，滑脱发生较晚，大多停留于Ⅱ度滑脱，达到Ⅲ度、Ⅳ度者较少。

此外，还有假性滑脱，即没有峡部裂的脊椎滑脱，系由于椎间盘退变、关节突磨损，渐至发生滑脱，称退变性滑脱。多见于中年以后，以腰 3~4 间发生的机会较多，其滑移程度大多在Ⅰ度之内，由于关节突的阻挡，少有至Ⅱ度者。发生神经受压症状者亦很少。

手术病例发现峡部大多为纤维软骨样骨痂，有破骨细胞及退行变性。

3.腰椎峡部裂引起腰痛或下肢痛的原因

(1)峡部不连椎弓的异常活动：峡部裂时，其棘突椎板下关节突作为一个活动单位，受棘韧带及背伸肌的牵拉，使该峡部发生头尾端的异常活动。背伸肌肌肉收缩，前弯腰时拉紧棘突，后伸腰时挤嵌棘突，均引起此游离椎弓的头尾活动。这种异常活动的存在使峡部疲劳骨折难以愈合，骨折处新生纤维软骨，骨痂样组织中可带有神经末梢，峡部的异常活动可刺激该部的神经末梢引起腰痛。

峡部的神经末梢，在椎管外面系脊神经后支的内侧支，在椎管内侧为窦椎神经的分支，二者均可能通过脊神经前支出现向臀部或股后部之反应痛。峡部普鲁卡因局部注射，可暂时缓解其腰痛与反应痛。

(2)压迫或刺激性神经根痛：峡部的纤维软骨样增生可以较大，对由其前方走行的神经根构成压迫或刺激,发生神经根痛。

(3)椎间盘:椎间盘退行变性,纤维环破裂并失去稳定性,可以发生腰痛。由此继发腰部韧带关节囊及腰背肌劳损,亦为腰痛之原因。峡部裂还可合并有髓核突出。

在每个具体峡部不连接或脊椎滑脱病例,其腰腿痛原因,可以是上述中之一种,也可以同时具有两种以上腰痛原因。也有一些病例,虽然有峡部不连或脊椎滑脱存在,但可以没有腰及下肢的症状。本症发生在儿童时期,但多无腰痛,而到成人之后才开始腰痛。其原因除成年后椎间盘开始退变,可能与工作劳动,易受到损伤或劳损等诱因有关。

4.脊椎滑脱的病理改变

包括椎体、椎间盘、后关节及骨盆四个方向:椎体与上关节突向前滑脱,与椎弓分离。滑移的程度不同,重者可滑移至骶骨前方,如此则骨盆腔之前后径明显缩短。

游离椎弓的下关节突与下位椎的上关节组成关节,因受脊椎向前滑移的影响,关节压力大,易发生创伤性关节改变,在腰5向前滑脱时,腰4棘突可与腰5棘突相碰触。腰4下关节突与腰5椎板上面相抵触,此时上位椎的重力(躯干重力),一部分通过此种相接触的椎板骨结构传达到骶椎,腰4下关节突正插到峡部不连处宛如一个楔子,使腰5椎体向前;而腰5上关节突正突入腰4~5椎间孔中,有可能压迫腰4神经根。

椎间盘的退变,使椎体向前滑脱成为可能。椎间盘退变引起反应性骨增生,甚至可在滑脱椎体与骶骨之前形成骨桥,以阻挡向前滑脱。

当腰椎向前滑移,腰生理前凸增加,躯干重心线向后移,由骶骨前移至骶骨基底。其带来的解剖结果是腰骶部后面结构的代偿增强,但由于骨结构的不稳,而处于紧张性劳损、背伸肌处于紧张度缓解状态(直立位时),只是反射性保护腰骶部劳损才紧张,而腹肌则紧张度增加。

腰骶关节的剪力与腰骶角度,亦即骨盆的旋转度有关。此时骶骨与髂骨的关系并无改变,而是整个骨盆环之旋转,由于前面腹肌紧张度增加,提骨盆前缘升高,并用以抵消因腰椎前挺而增加的骨盆倾斜的倾向,骶骨前凹加深,使骶骨前面更加变平,即腰骶角增大则脊椎向前滑移的倾向被减弱。在一些有脊椎滑脱的病例,常伴有腰骶部其他畸形,如骶裂、腰5椎板裂等。此时腰骶后部结构更弱,防止向前滑脱力更差,则腰骶角变小,甚至腰椎骨滑向骶骨前方。

【临床表现】

峡部裂以腰5为最多,其次为腰4,绝大多数为一个脊椎,但亦有多发生的主要发生在男性。

1.症状及体征

腰椎峡部不连患者可有下腰痛。劳动后疼痛,休息则好转。疼痛可向臀部或大腿后面放射,很少在小腿,单侧或双侧。如压迫神经根或椎间盘突出,则下肢放射痛沿坐骨神经根的分布走行。体征见站立时腰生理前凸增加,在先天性脊椎滑脱严重者腰前凸明显。而骶骨因骨盆向后旋而突出,背伸肌紧张,下部有压痛,腰棘突及其上下韧带常有压痛。

2.X线检查

应摄腰骶段正侧及两斜位片检查,为使正位片能显示腰5、骶1椎间及峡部情况,可将球管向头端成35°~40°角拍摄。从人正侧与斜位片上可清楚显示腰椎峡部缺陷,小关节情况,椎间盘退变及滑移程度。腰椎峡部不连与脊椎滑脱的诊断,依靠临床体征与X线检查二者相一致,即棘突压痛、椎间痛、椎旁压痛、后伸腰痛的部位以及下肢神经功能障碍的定位与峡部不连或脊椎滑脱的部位相一致,才能确定腰及腿痛系由峡部不连或腰椎滑脱所致。

【治疗】

并不是每一个腰椎峡部裂或脊椎滑脱患者都需要治疗,有相当一部分峡部裂及Ⅰ度脊椎滑脱患者并无症状,不需要治疗。

1.儿童腰椎滑脱

(1)通常发生于腰5、骶1处,为典型的Ⅱ度,且常引起背痛(不稳定),畸形或步态改变,骨盆摇摆和腘绳肌痉挛。轻度滑脱小于50%,为明确脊椎峡部裂或轻度脊椎滑脱的诊断,常需行骨扫描或X线断层照相,通常非手术治疗(支具和锻炼)是有效的,具有Ⅰ度滑脱的青少年患者,一旦症状消失,可恢复正常的活动。儿童轻度滑脱的病例中。腰5脊神经根受累是很少见的,一旦发生则需行减压手术。并利用一枚Lag螺钉植骨加张力带钢丝固定或本椎椎板横突植骨术的手术方法来治疗。

(2)Ⅲ度和Ⅳ度脊椎滑脱及脊椎前移:更易引起神经性症状。对滑脱超过50%的儿童建议予以预防性融合,常需在局部腰4、骶1处行双侧后外侧融合,不用内固定。对持续性无力的患者需行神经根探查术。

2.成人峡部裂的治疗

保守治疗:对峡部裂引起的下腰痛,其压痛点在棘间韧带、峡部或椎旁肌者,可行痛点普鲁卡因封闭或腰部物理治疗。对新鲜峡部骨折及儿童患者疑为疲劳骨折者,可用石膏背心或支具固定治疗,固定12周。对腰痛症状持续,或反复发作、保守治疗无效,患者为青年及中年均可行手术治疗,伴有椎间盘突出者,同时摘除突出的椎间盘髓核。

3.成人脊椎滑脱的治疗

Ⅰ度脊椎滑脱仅腰痛患者,可同峡部裂一样行保守或手术治疗。60岁以上老年人的轻度脊柱滑脱,一般无症状或仅腰痛患者,亦不需手术治疗。

手术适应证:滑脱Ⅰ度以上有慢性持续腰痛及神经根或马尾受压为手术的指征。

第六章　基层非化脓性关节炎

第一节　类风湿性关节炎

类风湿关节炎(rheumatoid arthritis,RA)是一种以慢性多关节炎为主要表现的全身性自身免疫性疾病,主要侵犯关节滑膜,其次为浆膜、心、肺、血管、眼、皮肤、神经等结缔组织。更确切地说,其名称应是类风湿病。因为它不但侵犯关节滑膜,也常累及其他器官,除关节炎外,还可引起皮下结节、心肌炎、胸膜炎、间质性肺炎、眼损害、淀粉样变、血管炎以及神经损害等。虽然如此,它毕竟是以关节症状为主,关节仍然是类风湿病的主要受害者,有人将类风湿性肉芽比作局部恶性病变,因为它毫不留情地侵蚀和破坏关节的软骨面、软骨下骨质、关节囊、韧带和关节附近的肌腱组织,造成关节脱位、畸形或强直,最后使受害关节完全丧失功能,故人们习惯上仍称其为类风湿关节炎。

我们目前所说的类风湿关节炎(RA)通常是针对成人而言,与之相对应的幼年类风湿关节炎(juvenile theumatoid arthritis,JRA),尽管对其病因、病理的认识与类风湿关节炎有相似之处,但临床特点可先表现为发热、脾肿大、淋巴结肿大,是一种与成人完全不同的慢性多关节炎,许多权威著作中把它称为 Still 病,认为是类风湿关节炎的一种变异型,都把它当作一个独立的疾病来讲述。因此本章不作相应的阐述。

【病因病机】

1.病因

目前尚不完全清楚,一般认为本病为多种因素诱发机体的自身免疫反应而致病。

(1)遗传:大量研究证明本病与人类白细胞抗原(HLA)的某些表型相关联,而且在许多种族中得到证实。然而,由于对 HLA 分子的生理功能所知有限,HLA-DR 与本病相关联的真正原因尚不完全清楚。目前仅知在免疫反应中 HLA 分子可与短的多肽结合,并将后者呈递给 T 淋巴细胞。在胸腺中,HLA 分子通过与 T 细胞抗原受体的结合而参与选择释放到外周、血中的 T 细胞,并且 T 细胞在胸腺的发育过程中,致病的 HLA-DR 分子选择性地保留了某种携带特殊抗原受体的自身免疫性 T 细胞,在某些未知的环境因素作用下,产生自身免疫反应导致类风湿性关节炎。

本病常有家族史特点。对孪生儿发病率的研究提示遗传因素可能起一定的作用。但是同卵双生儿的共同患病率并非 100%,仅为 30%～50%,而异卵双生儿则更低,为 5% 左右。说明本病不是由单一基因所决定的,另一方面也提示了非遗传因素在发病中的作用。

(2)感染:此外,近年来有学者提出本病的临床特点与某些病毒感染所致的疾病在某些特征上有相似之处,可能系本病患者对某些病毒的高免疫反应所致。约 80% 的类风湿性关节炎患者血清中可检出高滴度的抗 LB 病毒抗体。EB 病毒是一种多克隆 B 细胞刺激物,可刺激 B 细胞产生包括类风湿因子(rheumatoid factor,RF)的免疫球蛋白。由于本病患者对 EB 病毒的细胞免疫反应低下,使其在受感染的 B 细胞内长期存活,驱使 B 细胞持续激活并产生自身抗体。另外,BB 病毒的咳抗原与自身抗原的抗原性相似,对 EB 病毒的免疫又导致对机体自身抗原的自身免疫反应。但是在感染了 EB 病毒者中只有极少数人患本病,而约有 20% 的本病患者并没有发现 EB 病毒感染的证据。免疫组织化学染色发现本病患者的滑膜组织中含有反转录病毒的 GAG 蛋白,提示本病的病因与之有相关性,但还需进一步研究。

有学者曾在类风湿性关节炎患者的关节内和区域淋巴结内分离出溶血性和非溶血性链球菌,认为该病系链球菌感染所致。但很多学者的研究结果不能互相证实,甚至互相矛盾。近年来的研究表明,至少有两种细菌被认为与本病的发病有关。其一为结核杆菌,结核杆菌蛋白与大鼠关节软骨的一个连接蛋白具有相似的序列,且具有交叉免疫原性,这似乎可以解释为什么本病的病变主要集中于关节。本病患者关节滑膜 T 细胞表现对 65kD 结核杆菌蛋白的免疫反应。该 65kD 蛋白属于 60kD 应激蛋白家族,可被多种细菌所表达,而且亦存在于类风湿性关节炎患者滑膜和血管翳/软骨结合处。然而,人的应激蛋白作为自身免疫性 T 细胞的主要靶抗原尚缺乏确切的证据。其二为奇异变形杆菌。本病患者血清中含有高滴度的 lgG 型抗奇异变形杆菌的抗体。有学者认为细菌在尿路中(尤其妇女)的持续存在为机体提供了持久的免疫原,最后导致类风湿性关节炎的发生。

(3)代谢和内分泌失调:鉴于使用糖皮质激素治疗类风湿性关节炎有效,提示糖皮质激素分泌的减少促使本病患者的抗炎能力下降而易患本病。有学者研究发现一组本病患者糖皮质激素的基础分泌量较对照组偏低,于手术刺激后无反应性增高。而用促肾上腺皮质激素刺激后糖皮质激素的分泌即正常,提示为下丘脑的促肾上腺皮质激素释放激素缺乏。性别与本病的发病有很大关系,女性为男性的 3 倍,且妊娠、口服避孕药可减轻本病的严重程度,甚至可防止发病。这些现象提示性激素在发病中的作用,即雌激素可能促进发病,而孕激素可能减缓发病。其他与本病发病有关的因素包括食物、应激反应等,但这些因素在触发疾病方面可能作用不大,而对疾病的发展可能有某些影响。

(4)免疫病理反应:有关文献指出,类风湿因子参加的免疫反应存在,关节滑膜受到不明原因的刺激(可能为感染或外伤)后,在易感患者中产生 IgG 抗体。该抗体和抗原反应发而变性,因而机体不再认为此种变性的 IgG 抗体是自身的。患者滑膜内的淋巴细胞或浆细胞受到变性的 IgG(作为一种新的抗原)的刺激而产生针对此类 IgG 的抗体,即类风湿因子。类风湿因子再与变性的 IgG 结合,形成免疫复合物,分布于滑膜及滑液中。此种免疫复合物,分布于滑膜及滑液中。此种免疫复合物既激活补体,又为中性多核白细胞所吞噬,或附着在其表面,使其释放炎性介质,如免疫黏着因子、趋化因子、渗透因子及溶酶体到滑液中去。类风湿滑膜合成并释放大量的胶原酶。以上酶类与类风湿肉芽协同,不但再次引起滑膜的急性炎症反应,滑膜炎持续发展,而且因基质中的胶原和蛋白糖被降解,而使关节软骨、软骨下骨质、关节囊和韧带遭到破坏。由淋巴结和脾脏中的淋巴细胞和浆细胞产生类风湿因子与变性 IgG 和补体形成的免疫复合物可引其他脏器或组织而引起血管炎、肺脏、皮肤及眼部病变。

2.病理

类风湿性关节炎的病理变化主要存在于关节滑膜、关节软骨和软骨下骨。不同的关节病理变化可稍有不同,但具有如下共同特征。

(1)关节滑膜增生性变化表现在淋巴细胞和浆细胞的增生,有时呈淋巴滤泡样,但没有生发中心。浆细胞产生类风湿因子,可表现为致密而均质性的嗜伊红小体,称为 Rusell 小体。在 Rusell 小体内的类风湿因子可用免疫荧光法观察。增生的另一表现是富于血管的结缔组织增生。在炎症缓解时,这种肉芽组织很可能变为纤维组织。正常的滑膜衬里细胞层仅由1～2层细胞组成。而在类风湿性关节炎则可增厚多达8～10层细胞,并可形成乳头状绒毛。增多的细胞中以 A 型细胞(巨噬细胞样细胞)增加为主。增加的 A 型细胞并非局部细胞增殖的结果,而是来自骨髓的单核/巨噬细胞不断地浸润进入滑膜组织。与此相反.增加的 B 型细胞(成纤维样细胞)则来自局部细胞的增殖。两型细胞表面均高度表达激活抗原,表明处于激活状态。滑膜间质层有大量炎性细胞浸润,主要为淋巴细胞,且以 T 细胞为主。浸润细胞聚集在血管周围,常形成类似于淋巴结中的淋巴滤泡。滑膜中 B 淋巴细胞较少,主要集中在淋巴滤泡中心。但浆细胞却大量存在,主要散布在淋巴滤泡周边或之间。在增生的滑膜层或其下方有巨噬细胞出现,散在于淋巴滤泡之中,位于淋巴细胞之间,并常见于血管周围。滑膜内尚可见少量的树状突细胞散在于淋巴滤泡中和衬里细胞层。中性粒细胞于急性期较多,而于慢性期的滑膜腔中则不多见。

原发病理变化是一种非特异性滑膜炎。早期滑膜组织充血,血管内皮细胞肿胀、坏死并有血栓形成。中性粒细胞首先渗出。由于滑膜没有基底膜,因此中性粒细胞很快从滑膜的疏松结缔组织进入滑液。滑液内含有大量中性粒细胞,比滑膜组织中的要多得多,滑液中还可见到大量的 T 细胞,少量的单核/巨噬细胞、树状突细胞和 B 细胞。在急性期,嗜中性粒细胞可达 $1 \times 10^9/L$,单核细胞可达 $(1～3) \times 10^8/L$。可见滑液混浊,呈黄色或乳黄色,但细菌培养阴性。浸润渗出的细胞一部分来自血液,但主要在局部增殖。除细胞渗出外,滑膜表面尚有纤维素性渗出物,并与滑膜浅层牢固黏着,有时很厚,不易刮下。纤维蛋白也见于滑液、滑膜凹陷处,以及透明关节软骨非负重面附近。纤维蛋白的持久存在被认为是引起慢性炎症反应的原因之一。

(2)关节软骨:滑膜炎症可以消退而不波及关节软骨,但当炎症反复发作并转为慢性时,关节软骨几乎都有损害。较早的侵蚀性病变开始于滑膜和软骨的交接处。交接处滑膜细胞及血管数量增加,长入软骨组织,形成一种特殊的结构,称为血管翳/软骨结合。在侵蚀性血管翳/软骨结合处,可见大量的巨噬细胞和成纤维细胞及新生血管,软骨破坏,软骨细胞及间质减少,蛋白多糖减少或完全缺失。此外,还可见到另一种类型的血管翳/软骨结合,常见于负重关节软骨的边缘。其形态学特点为,在炎症的血管翳和软骨之间可见由成纤维细胞和纤维组织构成的移行区。软骨的破坏不明显,软骨含蛋白多糖的量常在正常水平。纤维组织区的成纤维细胞合成硫酸角蛋白和硫酸软骨素以及Ⅱ型胶原。显然,这种组织形态代表纤维组织修复的过程。当炎症活动时,又有软骨被侵蚀,使大片软骨破裂,血管翳可到达软骨下骨。

（3）软骨下骨：在类风湿性关节炎的演变过程中，关节软骨下的骨组织也可被破坏，血管翳不仅破坏关节软骨，也可侵入软骨下骨形成血管翳/骨结合。软骨下骨的破坏可通过巨噬细胞和破骨细胞，一般没有新骨形成。关节附近的松质骨和远离关节的骨组织均可有骨质疏松。经过反复的损害和修复，关节内形成纤维性粘连，关节强直，有时可发生半脱位。

（4）关节外病变：骨骼肌可有广泛病变，骨细胞核增多、变大，肌纤维退化，失去横纹，并有水肿和淋巴细胞浸润，成为结节性多发性肌炎。以后退化的肌肉被纤维组织所替代，失去弹性，产生挛缩畸形。腱鞘和滑囊的滑膜也有同样病变。滑膜增生肥厚，滑囊内积液，肌腱受挤压，血供受到干扰，使肌腱活动受限，肌腱破坏，甚至断裂。

类风湿结节是类风湿性关节炎最具特征的关节外病理损害，最常见于前臂受压的伸面。几乎所有伴有类风湿结节的本病患者均为类风湿因子阳性。类风湿结节为典型的类风湿性病灶，由中央坏死区、"栅栏"包围、周围纤维组织包裹三部分组成。中央坏死区由多种残存的坏死组织积聚而成，包括胶原、网状纤维、纤维素样物质以及细胞器和脂肪小体，纤维素样物质常可向外延伸至细胞层。坏死区外围为多层里放射状或栅栏状排列的单核细胞。最近证实细胞层内绝大多数的细胞为单核/巨噬细胞，表达 HI-A DR 及各种单核细胞表面标记抗原。细胞层外为结缔组织层，该层周边为富含血管区，间有较多的淋巴细胞及浆细胞浸润，近细胞层区主要由单核/巨噬细胞组成，并渐与细胞层融合。

类风湿结节的形成可能始于局限组织损伤。坏死区内细胞的破坏可能与巨噬细胞释放的细胞毒性物质以及蛋白酶有关。如细菌脂多糖激活巨噬细胞释放的坏死素、精氨酸酶等，对多种细胞具有毒性作用。间质成分如胶原的破坏，则可能是成纤维细胞和巨噬细胞释放的胶原酶作用的结果。细胞层的形成至少可能与两方面的因素有关，一是坏死区的单核/巨噬细胞释放趋化因子，不断地吸引其他单核细胞向坏死区移动；二是单核细胞表面受体与坏死区的纤维素样物质如纤维连接素结合，而使它们滞留在坏死区的周围。

血管炎是类风湿性关节炎常见的关节外病变，伴有血管炎亦是类风湿性关节炎严重的表现，此类患者90％以上为类风湿因子阳性，同样，HLA DR4 的检出率远高于一般的类风湿性关节炎患者。血管炎主要累及小动脉，亦可侵犯微静脉。病理特征为坏死性全层动脉炎，血管壁各层都有以单核细胞为主的单个核细胞浸润。亦见内膜增殖，栓塞形成。病变有时与典型的结节性多动脉炎无区别。认为血管炎的发生是免疫复合物在血管的沉积所致。近年发现部分类风湿血管炎患者血液中含有 IgG 和 IgF 型抗体。其致病作用可能是结合 CIq 使构象发生改变而利于形成免疫复合物。另有些患者含有抗血管内皮细胞抗体。IgG 型抗血管内皮细胞抗体通过激活补体引起血管内皮细胞破坏。

3.实验室检查

（1）常规检查

1）血红蛋白和红细胞（Hb 和 RBC）：病情较重或较长者，血红蛋白和红细胞计数多有轻度降低，网织红细胞轻度增高，属于正血红蛋白或低血红蛋白性贫血。

2）白细胞（WBC）：白细胞计数通常在正常范围内或仅轻、中度升高，升高一般发生在病情急性发作或突然加剧时，白细胞分类计数通常在正常范围内，但急性发作病例中性粒细胞可增加,病情严重者有约 40％可见到嗜酸性粒细胞超过正常值 5％,少数可见到白细胞减少。

3)淋巴细胞(L):类风湿关节炎患者可见到淋巴细胞计数增加。淋巴细胞是一类有各种亚群的细胞群,每种亚群在免疫反应中的功能稍有不同,与类风湿关节炎有关的主要为 T 淋巴细胞和 B 淋巴细胞。有关淋巴细胞及亚群的实验室检查结果与类风湿关节炎的诊断关系目前尚处于研究报道阶段,还没最后结论。

4)血沉(ESR):尽管不是类风湿关节炎的特异性指标,却是一项简单、灵敏、反映炎症活动度和病情缓解的可靠指标。在类风湿关节炎活动期,血沉一般均为升高,经治疗缓解后下降;若关节炎临床表现已消退,血沉仍升高而不下降,表明本病有可能复发或恶化。

5)C-反应蛋白(CRP):与血沉类似无特异性,但对判断炎症程度和治疗效果有较大意义。类风湿关节炎活动期,C 反应蛋白可升高,升高率达 70％～80％,经治疗病情缓解,C 反应蛋白则下降。

6)抗链球菌溶血素"O"(抗"O"):在类风湿关节炎活动期,部分患者抗链球菌溶血素"O"可升高。

(2)类风湿因子(RF):检测 RF 是类风湿关节炎最常用的一种实验室检查方法,RF 可分为 IgM 型 RF、IgG 型 RF、IgA 型 RF、IgE 型 RF 等四种类型。RF 是类风湿关节炎的诊断标准之一,但并不具特异性,许多风湿性疾病、感染性疾病和一些非感染性疾病亦可出现 RF 阳性,正常健康人群亦有 5％阳性,相反,RF 阴性并不能排除类风湿关节炎,必须结合临床综合考虑。

(3)关节液检查:类风湿关节炎患者受累关节关节液可明显增加,关节穿刺发现关节液为半透明,草黄色渗出液,白细胞(2～7.5)×10^9/L,中性粒细胞增多,可达 50％以上,细菌培养阴性。活动期应用免疫荧光法和电镜可见具有特征性的"类风湿细胞"。此"类风湿细胞"多为中性粒细胞吞噬 3～5 个补体结合免疫复合物而形成,而免疫复合物包含变性的 IgG 或 IgM 和 RF 等。关节液黏度较低,若加入数滴稀醋酸作凝固试验,就会出现凝块松散,称为黏蛋白缺少试验阳性。关节液糖含量减低,比血糖稍低,一般患者＜3.9mmol/L。关节液中还有 RF 可阳性,免疫复合物滴度升高,补体水平降低等改变。关节液检查能起辅助诊断作用。

4.关节镜及病理检查

关节镜、病理检查主要对象为滑膜,检查关节则以膝关节为主。

(1)关节镜检查:类风湿关节炎早期的滑膜改变为非特异性,和一般滑膜炎一样,仅为滑膜充血、肿胀,有的滑膜绒毛增生,而其他关节内组织,如关节软骨面、半月板等无明显改变,诊断比较困难。进入渗出期可见有混浊细长绒毛增生、发红、水肿,有丝状、膜状及不规则块状渗出称之为"纤维素"。病程进展时,绒毛呈模样息肉或块状增生,关节腔内可见纤维素坏死的沉积。进入慢性期,则滑膜有纤维组织修复性绒毛,新旧交替。

(2)病理检查:典型的改变为淋巴滤泡形成,类纤维蛋白变性和炎性肉芽肿形成,滑膜中还有 IgG、IgM,补体及 RF 的沉积。

5.影像学检查

(1)X 线检查:类风湿关节炎的 X 线表现,可因受累关节、病变程度和病程的不同阶段有较大差异,目前一般分为四期,即骨质疏松期、关节破坏期、严重破坏期及强直期。

1)骨质疏松期:主要表现为关节肿胀、骨质疏松、无关节破坏征象。X线检查可见关节软组织肿胀,早期表现为局限性骨质疏松,严重时长骨干骺端、关节周围弥漫性骨质疏松。

2)关节破坏期:主要表现为明显骨质疏松,关节间隙轻度狭窄,严重者可见局限性软骨下骨侵蚀破坏。早期仅有关节间隙轻度狭窄,较严重者则关节面边缘模糊不清,凹凸不平或囊状透亮区。

3)严重破坏期:关节间隙明显狭窄,多处软骨下骨破坏,广泛骨质疏松,关节变形。X线检查关节间隙尚可见,骨质广泛明显疏松,关节呈现不完全性或完全性脱位,关节变形。

4)强直期:关节间隙完全消失,关节融合、强直。关节呈畸形位纤维性或骨性强直,在大关节可见骨质增生或硬化表现,关节功能严重障碍或全部丧失。

(2)CT和MRI检查:CT对软组织的分辨能力远高于常规X线检查,且有助于早期发现骨侵蚀病变,特别是对一些关节畸形明显,且平片难以显示病变者可选用CT检查,如类风湿关节炎引起髋关节中心性脱位,颈椎环枢关节受累。MRI对显示关节渗出的敏感性及以此判断疗效方面优于其他影像学检查,还可显示关节内软骨、肌腱、韧带、滑囊和脊髓等改变。而且许多研究表明MRI对发现类风湿关节炎患者的早期关节破坏很有帮助。目前随着影像学的发展及整个社会生活水平提高,CT、MRI逐渐已用于类风湿关节炎患者的临床检查,对早期诊断类风湿关节炎应该会有很大的帮助。

(3)高频超声检查:高频超声检查对软组织特别是含液体的软组织细微结构具有很高的分辨力,它能弥补X线检查对关节滑膜及周围软组织病变不敏感,不能显示类风湿关节炎早期改变的缺陷。因此高频超声检查是显示类风湿关节炎关节病变敏感而准确的方法,在显示滑膜渗出积液、滑膜增厚、血管增殖及早期骨质侵蚀等方面明显优于X线检查。

6.诊断标准

1988年,中华医学会第三次全国风湿病学术会议上,建议采用1987年美国风湿学会(类风湿关节炎)在第51届年会上修订的诊断标准作为我国的类风湿关节炎诊断标准。诊断标准如下:

(1)晨僵至少1小时(1>6周)。

(2)3个或3个以上关节肿胀(≥6周)。

(3)腕、掌指关节或近端指间关节肿胀(≥6周)。

(4)对称性关节肿胀(≥6周)。

(5)皮下结节。

(6)手的X线改变。

(7)类风湿因子阳性。

如具备四项以上指标即可确诊。

【常见功能障碍的评估】

对功能障碍要进行分析评估,包括炎症活动性的分析与评估和肌肉关节运动功能的分析与评估。由于类风湿性关节炎病变主要表现在关节运动系统,是产生功能障碍的主要原因。

故对肌肉关节功能的分析与评估尤为要。

1.肌肉萎缩的分析与评估

病变关节周围及肢体肌肉萎缩是由多种因素引起的。关节炎症的刺激传导至脊髓前角引起支配肌肉的神经紊乱和脊髓前角细胞及周围神经萎缩。自主神经功能紊乱,血管炎和肉芽肿所致肌纤维变性以及肌肉失用性变化均可引起肌肉萎缩。肌肉萎缩的程度在肢体可用肢体周径的变化莫测来表示。

2.肌力的测定与评估

患有单神经炎、多发性单神经炎时,肌力测定采用徒手肌力试验法。作为主要受累的手,肌力评估常用握力计。由于手指畸形,一般握力难以准确显示。目前普遍采用血压计,将袖带卷摺充气至 4kPa,保持此压力,让患者左右手分别紧握充气袖带。前臂不能依靠在桌面,读数减去 4kPa,即为所得握力。就测两平均值。

3.关节活动范围的分析与评估

关节活动在生理范围内进行了取决于三个因素:

(1)没有关节结构方面的缺陷;

(2)关节活动时主动肌的肌力健全;

(3)拮抗肌能充分活动。

因此任何一种或多种因素的作用,均可使关节活动范围受影响。

【临床治疗】

1.活动期治疗

本期康复医疗的总方针是缓解疼痛,防止或矫正畸形,控制炎症和全身症状,恢复和改善功能。

(1)抗风湿性药物的选用

1)第一线药物:常用有阿司匹林、布洛芬、吲哚美辛、萘普生、炎痛喜康等。这些药物主要作用为抑制炎症介质前列腺素的形成。因此不能改变本病原有的病理过程。应用时注意:药物剂量个体差异较大,不能一概而论。应根据每个人情况选择用药与剂量;由于无法改变本病原有的病理过程,同一种药物应用数月无效,即应改换,如1~2年内一线用药无效则改为二线用药。

2)第二线用药:如金霉素、青霉胺、氯喹等,这些药物能影响本病的原有病理过程。故在一线用药无效的情况下可改用二线用药。

3)第三线用药:主要为免疫抑制剂,常用的硫唑嘌呤、环磷酰胺等。当前多用甲氨蝶呤(MTX),采用小剂量 10~15mg 每周肌注 1 次。一般认为对一、二线用药无效者有一定效果。这类药物毒副作用大,应用宜慎重。常用的联合治疗方案包括:甲氨蝶呤＋柳氮磺吡啶、甲氨蝶呤＋羟氯喹、柳氮磺吡啶＋羟氯喹。此外还有甲氨蝶呤＋硫唑嘌呤、甲氨蝶呤＋金诺芬、甲氨蝶呤＋柳氮磺吡啶＋羟氯喹、甲氨蝶呤＋来氟米特、甲氨蝶呤＋环孢素、环孢素＋羟氯喹等,其中甲氨蝶呤＋环孢素、环孢素＋羟氯喹被认为是难治病例的联合治疗方案。

4)肾上腺皮质激素:虽然用药后症状明显减轻,但并不能影响原有的病理过程。副作用大,必须严格按适应证应用,切不可滥用。

5)其他:如免疫调节剂左旋咪唑、胸腺素等可试用。血浆交换方法对重症患者有一定效果,表藤碱,昆明山海棠亦可用。雷公藤既有抗生育作用,又有免疫抑制作用,且出现疗效比较快,是一种比较有希望的药。应注意其毒副作用。

(2)运动与休息:适当的卧床休息结合全面主动运动的锻炼,对维持和改进关节、肌肉的功能,防止因长期卧床休息所造成的不良反应有一定好处。休息时间视病情而定。活动期患者需要完全卧床休息。某些患者持重关节受累即使不是活动期,也需有一定时间休息。关节处于炎症渗出期除卧床休息外,必要时用各种类型的夹板作短期固定。一般不超过三周。不论是否用夹板固定,每日均应在床上进行关节体操。休息是否适宜,可通过休息能否消除疲劳,消除关节局部炎症作为标准。

(3)物理疗法

1)温热疗法:其目的在于镇痛,消除肌痉挛,增大软组织的伸展性。有扩张局部血管使毛细血管内压上升,增大毛细血管通透性。增大胶原纤维伸展性。急性炎症期渗出明显,有发热等情况,不可使用。待炎症程度减退后可以逐渐加用。

2)冷疗或寒冷疗法:用 20℃ 以下温度作用于人体。具有促进血液循环,改善营养状态。短时间作用减少组织液的渗出和外溢。长时间作用促进组织水肿的吸收。加速局部新陈代谢。还能增加胶原组织的弹性,软化僵硬的肌纤维组织,有利于肌肉的伸屈功能锻炼。改善挛缩关节活动度,促进功能恢复。还有镇痛作用。适用于急性炎症期。治疗时注意避免引起冻伤。

3)水疗法:利用不同水温、压力,水中所含不同成分的理化特性作用于人体。急性活动期患者,全身浸浴温度以 38~40℃ 为宜。有发热者不做全身水疗法。水疗法包括矿水浴、盐水浴、硫化氢浴、腐殖酸浴等。根据直流电离子导入方法的原理,急性期用枸橼酸钠、水杨酸钠等,也有合用锌离子导入。

4)运动疗法:急性炎症期,关节肿胀,渗出明显,伴有全身症状的情况下,应当卧床休息。病变关节用夹板作短期固定。在此期外,患者每日坚持:关节体操目的在于增大或保持关节的活动度。每次关节活动均应尽量达到最大限度。如果肌力无明显减弱,以主动运动为主。固定关节:除每日定期除去固定作关节活动范围训练外,在固定期间每日应作等到长肌收缩练习。目的在于防止肌肉萎缩。按摩:病变关节及邻近软组织采用一定手法进行按摩。

5)低频电疗法:直流电与直流电离子导入疗法:常用直流电离子导入法。如水杨酸负阴极导入。患者处于焦虑状态伴有自主神经功能紊乱者采用钙离子导入领区式或短裤式。低频脉冲疗法:具有止痛、促进血液循环,渗出物吸收作用。

6)中频电疗法:干扰电疗法:有镇痛、缓解肌紧张、促时局部血液循环和渗出吸收作用,用于本病活动期。由于采用了将三路流动在三维空间的 5kHz 的中频电流互相叠加交叉输入人体形成立体干扰电。改善血液循环、减轻疼痛要优于普通干扰电。调制中频正弦电疗法:采用间调、变调,具有镇痛,改善局部血液、淋巴循环,消炎作用。活动期有炎症者可采用。

7)高频电疗法:短波、超短波、微波在急性炎症消退后,可以由无热量转为微热量。微波如用较大剂量则有利于增强组织吸收,促进再生。

8)光疗法:红外线:有改善局部血液循环,促进局部渗出吸收,消肿止痛作用。急性炎症期应用小剂量。紫外线:对急性关节炎症渗出期,选择红斑量紫外线关节局部照射。或肾上腺区照射。具有改善血液循环、消炎、脱过敏作用。激光治疗:采用氦一氖激光,二氧化碳激光局部或穴位照射。

9)磁疗法:选用旋磁或交变磁场法,有镇痛、消肿、消炎作用。

(4)心理康复治疗

1)支持疗法:使患者对医务人员有高度的信赖与合作。医务人员要同情患者,深入解释病情变化,安慰、鼓励、说服、开导甚至在某些问题上应做出保证。

2)心理疏泄:给患者以安静、舒适的环境。无任何干扰,使患者无所顾虑地倾诉其内心的烦恼、苦闷、委屈、忧虑甚至对他人的怨恨,对生活的看法等。当患者内心之苦充分发泄之后,心情反而会舒畅些。此时可再给其他心理治疗方法。

3)认识调整:对患者的错误认识,无端的焦虑,给以解释。灌输正确的新认识,使患者作认识的自我调整。逐渐使旧的错误的认识消除,建立新的认知,而达到治疗目的。

(5)预防畸形:①采取正确体位,如卧床时床垫不宜太软,取仰卧位,枕头不宜过高。前臂保持外旋,经常做上肢伸屈运动。可能时每日取俯卧位1~2次,每次5~20分钟。髋关节、膝关节尽量伸直。膝下不要垫置枕头等物,以免屈曲挛缩。踝关节避免下垂,因此脚尖避免受被褥压迫,必要时可用支架保护。②采用预防变形的各种支具如夹板等。③强化病变关节伸肌肌力,以对抗屈肌挛缩所致畸形。④已经产生畸形的病变关节,采用变形的矫正器,如适用于天鹅颈变形的近端指间关节屈曲辅助矫形器。

2.稳定期治疗

(1)运动与休息的调整:此期患者应由以休息为主逐渐转为以运动为主。

1)病情趋于稳定后,患者关节活动范围练习由主动运动过渡到辅助运动,然后到被动运动。必要时作牵引,以增加关节活动范围。

2)肌肉由等到长收缩转为等到张收缩。最后为抗阻运动以增加肌力。

3)进行矫正练习,根据畸形的表现,编制体操,器械辅助运动以加强因畸形而降低的肌力,改善韧带的牵扯,牵伸挛缩的肌肉和韧带,使躯体肌力恢复平衡动作协调。

4)当患者可以起床时,应注意坐姿,避免跪坐,盘腿坐。座椅高矮需适宜,使两脚能平置于地面。坐时尽量紧靠椅背。站立时双眼平视,下颌回收,避免颈部前屈,肩部放松,避免驼背和弯腰,使脊柱保持生理弯曲。髋膝关节不要屈曲,把体重平均分配在左右两脚。行走时,上肢肌肉要放松,举步时两手适当摆动。摆动期要注意脚尖离地面,不要拖着肢走路,也不要伸膝举步。在支撑期要尽量避免膝和髋关节屈曲。避免腰椎前屈。

5)一些稳定期患者还可采用传统的运动疗法,如气功,一般采用松静功,其特点是练气时结合练意,默念"松静"二字,逐步用意识使全身放松。有精神分裂症、精神忧郁症、癫症,高热大出血等患者禁作气功。个别患者心理反应处于抑郁状态,应当慎重。太极拳是由练身、练意、练气三者结合而成。"练身"即全身放松,动作柔和和缓慢。根据自己身体情况动作由易到难,由简到繁地进行。"练意"是指练拳时心静神凝,专心一致。使大脑神经得到休息,做到身心俱健。"练气"是指练拳时达到自然深呼吸,特别是腹式深呼吸,从而起到康复医疗作用。

6)训练时应该注意的问题:即使病情处于急性期,病变的关节每日也要进行了1~2次允许范围的关节活动。防止关节粘连。任何一种运动进行之后,如果在24小时内疼痛加重,关节肿胀,僵硬感增加,即应减量或改进方法。合适的运动不会使疼痛加剧。即使慢性期也不要进行连续一个小时以上的锻炼,中间需有短时间的休息。锻炼期间如有肌肉痉挛,应停止活动。主动运动量过大时,也可出现肌肉萎缩。各种运动应当缓慢地循序渐进。不应操之过急。各种锻炼后,一定有对等的休息时间。

(2)药物与理疗的调整:急性活动期为了有效迅速控制全身症状与局部炎症,除了卧床休息外,应以药物治疗为主。随着病情的稳定,抗风湿药物逐渐减量直至完全停用。而物理治疗则应增加,以解决功能障碍的问题。前者以一般非甾体抗炎止痛药为主。后者可能考虑:

1)中频电疗法:中音频电疗具有软化瘢痕和松解粘连的作用,对慢性炎症所致粘连有一定治疗作用。

2)高频电疗法:中短波治疗选用温热量。

3)超声波疗法:与其他理疗合用,能取得比单一治疗更好的效果。如超声与弱直流电或间动电流复合应用。

4)温热疗法:本期患者可用各种温热疗法,如热袋疗法、石蜡疗法等。

5)水疗法:包括部分药浴、电水浴等。所用水温较活动期略高。为了增加关节的活动范围,在全身水浴的同时可进行医疗体操。或施行按摩、各种手法治疗对关节功能恢复,改善畸形均有良好的作用。

(3)心理的康复

1)首先要被理解:需要人们理解残疾和残疾给患者带来的痛苦和困难,特别是医务人员,他们的任何言行都会直接影响到患者的心理活动。其次是家庭成员,他们是患者出院后接触最密切的人,出院后仍然能受到同样良好的待遇,患者心理变化持续改善,病情随之好转。可行到最大限度的康复。

2)需要被支持:要有效的康复医疗措施。需要给予合适的生活安排。要给予广泛及时的信息。要有合理的特制和商品供应,以适应残疾人日益增多的需要。要给残疾人提供文化、娱乐活动的方便条件。

3)各种治疗必须切合患者的实际情况,心理治疗和肢体伤残治疗应同步进行:医务人员以自己高超技术,良好医德,上乘的服务态度,取得患者的信任与合作。在日常医务工作中同时进行广义的心理治疗,它包括支持疗法、暗示疗法、心理疏导、合理生活制度、适当文体活动、力所能及的社交活动,适合患者水平的文化学习都可充实患者的生活。使他们从忧虑、抑郁状态解脱出来,达到心理治疗目的。

(4)作业疗法

1)自助具、支具的选用:自助具是代偿或补充肢体功能的一种小工具。类风湿性关节炎患者只有经过日常生活活动训练后仍不能恢复的情况下才使用这些工具。如不经过认真的训练,轻易使用自助具,反而会助长关节挛缩和肌力的下降,同时患者也会产生依赖思想,反而有害。自助具要结合患者肢体功能障碍的情况进行设计和制造。如关节活动范围限制,不能将食物送至口中。此进可用长柄勺、长柄筷。

2)日常生活训练:日常生活训练是处于物理疗法和作业疗法之间的康复内容,属于物理疗法范围的有床上动作,从床上起身、坐位、立位,从床上向轮椅移动以及步行等;属于作业疗法范畴的有穿脱衣服、进食、整容、排便、入浴以及家务活动等。

第二节　强直性脊柱炎

类风湿性脊柱关节炎是类风湿因子血清阴性脊柱关节病的一个代表性疾病,近年来也称之为强直性脊椎炎。强直性脊椎炎常见于青年男性(占 90% 以上),男女发病比在(10~14):1。一般于 15 岁以后发病,20~40 岁多见。多数脊柱的韧带、软骨发生钙化、骨化,相邻的椎体间形成骨桥,最后脊柱发生强直。中医学称本病为"脊痹"。了解强直性脊椎炎的病理改变与临床表现,掌握治疗方法,是临床医生的基本要求。

强直性脊椎炎亦称强直性脊柱炎,因发病多自骶髂关节起始,渐渐向上蔓延,故又称上行性脊柱炎。因病变可引起脊柱畸形,而又称为畸形性脊柱炎。中医学将本病例入骨痹范畴。

强直性脊椎炎为脊柱各关节(包括骶髂关节、关节突关节、肋椎关节)及关节周围组织的侵袭性炎症。病程进入晚期,各关节发生骨性融合,韧带钙化,脊柱呈强直状态。

【病因病机】

自类风湿因子在类风湿性关节炎患者中查出后,表明强直性脊椎炎与类风湿性关节炎是两种不同的疾病,前者为"血清阴性"多发性关节病。近年来在强直性脊椎炎患者中发现多数有组织相溶性抗原 HI-A-B27,证明该病有遗传因素,并发现发病与感染,如克雷白杆菌属有关。

强直性脊椎炎和类风湿性关节炎的早期病理改变相似,但邻近的关节骨质增生较类风湿性关节炎多,软骨和关节下的皮质骨损毁,常有纤维和骨质融合,关节周围组织变性和钙化。病变最初在骶髂关节下 1/3 处,继后发生骨突炎及肋椎关节炎。脊柱的其他关节由下而上地相继受累,脊柱前纵韧带和椎间盘的周围部分显著钙化,在椎体之间形成骨桥,呈竹节样畸形。

【临床表现】

强直性脊椎炎起病缓慢,早期表现为不明原因的腰痛及腰部僵硬感,行走、活动后症状减轻。随着病程进展,疼痛逐步向上发展,胸椎及胸肋关节出现僵硬,呼吸时胸部扩张度减小并伴有较剧烈的疼痛,有时有肋间神经痛。病变发展到颈椎,出现颈椎伸屈受限,转头不便。本病经历 3~5 年,患者及医生往往未予重视而发生漏诊。病变长达 10 余年,其间有病变缓解期,疼痛缓解,但数月或数年后又复发,最后整个脊柱呈强直状态,疼痛症状消失。

【诊断要点】

(1)本病多见于 15~30 岁的男性青年,多有家族遗传史。

(2)病变在骶髂关节和腰椎发生时,患者感腰骶部疼痛,晨僵或有髋痛和坐骨神经痛。病变发展至胸椎和肋椎关节时,可出现背痛或束带样痛。颈椎受累后,颈部疼痛和活动受限。病变的迁延使整个脊柱发生强直,常合并严重的屈曲畸形。

(3)病程可长达数年或数十年,活动期以疼痛和发僵为主要表现,并伴有食欲减退、乏力、低热、消瘦、贫血等症状,病变部位完全强直后,疼痛消失,后遗严重脊柱强直畸形。

(4)一般检查:患者消瘦,面容疲乏,身体常成弓形,步态摇摆,胸部和腰部明显平坦或见硬背肌萎缩,呼吸运动时胸部扩张受限,颈、腰部不能旋转,侧视时必须转动全身,晚期呈驼背畸形。触诊时两侧骶棘肌显著痉挛,脊柱僵硬,颈、腰、膝、髋关节活动均受限,一侧或两侧骶髂关节及腰部有压痛或叩击痛。

(5)实验室检查:轻中度贫血,活动期血沉加快,抗"O"值不高,类风湿因子多阴性,患者多数有 HI-A-B27。

(6)X线表现:骶髂关节最早出现改变在骶髂关节髂骨处出现硬化,关节边缘模糊不清。随后出现骶髂关节面边缘不整齐、硬化,两侧骶髂关节均出现改变。

胸腰椎体早期出现骨质疏松,以后出现骨增生,骨纹理增粗,椎小关节、肋椎关节处骨质模糊,边缘不清晰。椎间盘狭窄,椎间隙纤维环出现钙化。前纵韧带、后纵韧带均出现钙化,使相邻椎体相互连接,形成竹节样脊柱:在此病晚期,脊柱常呈驼背畸形。

髋关节常被病变侵犯、关节间隙逐渐变窄,而破坏区常只限于表面骨质。

(7)肺功能检查:肺活量明显减少

【诊断要点】

凡有典型的病理改变、并具有以下临床表现即可确诊:①中青年男性患者;②腰背痛、发僵感超过 3 个月并经休息不缓解;③颈、腰、骶、髂关节活动明显受限;④合并虹膜炎。

【鉴别诊断】

(1)类风湿性关节炎:女性多见;20%患者出现皮下结节;70%～80%血清因子试验为阳性反应;无虹膜睫状体炎;极少侵犯骶髂关节。

(2)致密性髂骨炎:强直性脊椎炎早期,病变局限于骶髂关节时尤应与本病鉴别。本病足、髂骨耳状关节部分的骨质密度增高,且多见于经产妇;病变只侵犯髂骨,多为单侧,致密带整齐,界限清楚,关节间隙清晰;不发生任何关节强直。

(3)骶髂关节结核:一般表现单侧受累,以关节破坏为主,骨质硬化不明显,疼痛局限于臀部。

(4)脊椎骨性关节炎:多见于 40 岁以上。X线改变为椎体缘增生和椎间隙狭窄,使小关节改变少,骶髂关节不受累。

【临床治疗】

重要的是保持和恢复脊柱、脊肋关节的活动度。虽然晚期的变化包括椎间关节的融合。而早期的僵硬和活动受限有相当部分是可以避免的,甚至是可逆的。

1.抗风湿药物的选择

各种非甾体抗炎药均可选用。保泰松效果较好,甚至作为强直性脊柱炎诊断性用药。其主要缺点是引起粒细胞减少、贫血、血小板减少,个别可能引起白血病。在英国平均 100 万张处方中有 16 人死亡。因此国内已禁用。而国外仍有短期应用。

吲哚美辛效果好,较安全,可列为首选用药。每日用量 100mg 较为安全。以下为强直性脊柱炎患者的治疗方案。

2.休息与运动的平衡

总的原则是当疾病处于活动期、关节伴有明显炎症时,以休息为主。睡硬床垫,枕头不能过高,保持脊柱的生理弯曲。患者应当戒烟。

关节炎症明显时,也要用夹板作短期固定。每日要进行关节活动范围的运动。即使用夹板固定的关节,每日也要拆除夹板进行了关节活动范围的活动。

为了减轻或防止肌肉萎缩,保持最大限度肌力。关节炎症明显时由等长肌肉收缩活动开始,随炎症减轻转为等张收缩,直至采取阻抗运动。

患者关节有明显炎症时,各种活动均应在床上进行。以免导致关节创伤和疼痛。以后视病情离床活动。

3.物理疗法

(1)急性关节炎症期物理疗法的应用:炎症明显有渗出者采用冷敷法,用冰块加少量水置入塑料袋中,将口扎紧不漏水,置于患部。每次 20～30 分钟,每日 1 次。必要时每日 2～3 次。红斑量紫外线病变处的照射,每日 1～2 次,5～7 次为 1 疗程。

关节疼痛明显红外线以舒适的温热感为准,每次照射 20～30 分钟。能促进炎症渗出的吸收、消肿、止痛。

高频电流中超短波、微波常用弱剂量于急性炎症期。如果有全身症状特别发热,各种热疗包括全身水浴均不宜进行。

(2)以解除疼痛为目的的所用的物理疗法:疼痛作为关节炎症的一种表现,一旦炎症消退后,疼痛相应减轻。但亦有部分患者,关节炎炎症不明显,而疼痛较为突出。此时采用干扰电、立体干扰电,调制中频正弦电,各种热疗法水疗,电水浴均可以应用。

疼痛因为肌肉痉挛所致,各种热疗如蜡疗、矿泥包敷以及高频电疗均有效。轻手法的按摩常能缓解肌痉挛。

(3)运动疗法:强直性脊柱炎患者中以规律性呼吸锻炼、姿势训练和脊椎运动锻炼,特别水中锻炼可作为物理疗法的基础。锻炼的目的在于保持关节的活动和建立对抗畸形方向的肌肉力量。

医疗体操是运动疗法首选的方法。强直性脊柱炎患者常用的医疗体操有:

1)深呼吸体操和上背部伸展体操。其目的在于使横膈活动代偿性增加,防止胸廓活动进一步受限。增加肺活量有利气体交换。背部伸展体操,可加强伸肌肌力。保持脊柱直立姿势。

2)颈椎活动体操,避免头部活动受限制。

3)髋关节体操,用来保持髋部伸肌、阔筋膜张肌和腘绳肌群的最大弹性。通过学习这些体操以保持髋关节的最大屈曲度提供了能在功能上代偿脊柱失去的屈曲度的灵活性。

4)如果关节间隙存在,而有明显功能障碍的患者,采用关节牵引常能取得一定效果。当然肌力的恢复更为重要。

5)常利用室内肋木练习下蹲,矫正脊椎畸形,并有助于肩关节的上举、后伸等动作的运动。

6)为了矫正脊柱后突,髋关节屈曲畸形,每日俯卧1～2次。每次5～20分钟。也可编制体操和器械辅助运动以加强因畸形而减少的肌力。改善韧带牵扯造成的慢性劳损。同时牵引伸屈所致的肌肉和韧带挛缩,促使躯体肌力恢复平衡动作协调。

7)病情稳定,疼痛不明显者,可作网球、羽毛球、高尔夫球等运动。有条件者参加游泳是最为理想的一种锻炼。因为游泳运动是全身性活动。

8)传统的体育疗法如气功、太极拳等,可根据病情加以采用。

4.心理的康复

见类风湿性关节炎患者的康复内容。

第三节　慢性化脓性骨髓炎

【诊断要点】

(1)多数患者有急性血源性骨髓炎病史。

(2)常见发病部位为胫骨、股骨、肱骨的干骺部及骨干。患者多有消瘦、贫血等慢性消耗表现及精神抑郁、消沉等心理损害表现。局部检查常可见患肢肌肉萎缩,邻近关节僵硬,肢体增粗变形,不规则,可有过长、过短、弯曲等畸形。局部皮肤色素沉着,肤色暗黑、皮肤薄而易破,破后形成溃疡,愈合缓慢。瘢痕硬化,位于皮下的患骨易形成贴骨瘢痕。病变部位常可发现窦道口,窦道数目为一个或多个,窦道口有在病骨附近者,也有较远者。长期不愈和反复发作的窦道,窦道口常有肉芽组织增生,高出皮肤表面,表皮则向内凹陷,长入窦道口边缘。

(3)X线表现

慢性化脓性骨髓炎基本X线表现可归纳为以下几点:

1)病变范围比较广泛,可累及骨端、骨干,甚至全骨。有的患者多骨发病,病变两端多有骨质疏松。

2)病变部位骨密度显著增高,大量的骨膜成骨使骨皮质增厚,骨髓腔变窄或消失。骨外形增粗,不规则或呈纺锤状。

3)在密度增高影像中可见单个或多个散在的骨质破坏区。有的已形成由骨包壳所包围的骨空洞影,表现为不规则的低密度腔,其中常可见死骨的影像。

4)死骨在X线片上为密度更高的不规则片块状影,边缘多为锯齿形。死骨周围有一密度较低的狭窄边界,代表周围的炎性肉芽组织。

5)可以发现病理性骨折或假关节形成。

6)当病变侵犯骨骺时,破坏了正在发育的骨化中心,影响了正常肢体的发育而发生患肢短缩的后遗症。

(4)其他检查

1)红外线热扫描慢性化脓性骨髓炎在热扫描上显示病变部位为高温区。

2)^{99m}锝-照相:在X线像上因骨硬化使其中的骨空洞不明显时,进行该检查,可以清楚地显示骨空洞范围的大小。

【临床治疗】

慢性化脓性骨髓炎的治疗,必须解决两个问题,一是病灶的彻底清除和通畅的引流,二是有效地提高局部病灶的抗生素浓度。治疗上应达到三个目的,即缩短疗程、减少复发率及尽可能保存功能。

1.抗生素的应用

在慢性化脓性骨髓炎的治疗中,应用抗生素是一个很重要的环节。

(1)全身用药:应用于慢性化脓性骨髓炎的急性发作期、手术前的准备和术后。主要目的是预防和治疗炎症的扩散及血行全身感染。

(2)局部用药:局部应用抗生素可使病灶内抗生素浓度比全身高数倍,甚至数十倍,从而提高了疗效。可分为以下几种方式:①病灶清除后的抗生素溶液冲洗和一次性局部药物撒布;②病灶内留置药物链;③进行间歇性动脉或静脉加压灌注抗生素,提高病灶局部抗生素浓度;④闭合性持续冲洗—吸引疗法,冲洗溶液中溶入高浓度抗生素,可有效地作用于感染灶。

2.中医中药的应用

根据附骨疽气血虚弱、脾肾阳虚拟行益气养阴、温肾健脾、托里解毒,以神功内托散加减。局部创口破溃者,外敷蛇葡萄根软膏,骨炎拔毒膏以清除创口余毒,排出小的死骨,促进创口愈合。对单纯窦道及小片死骨,用三品一条枪破坏窦道引流分泌物及促进小死骨排出。若无死骨,肉芽鲜红可用生肌散。急性发作期以清热解毒、托里排脓为法,方用透脓散合五味消毒饮加减,外敷骨炎拔毒膏以清热解毒、溃脓拔毒。

3.改善全身状况,提高机体抵抗力

慢性化脓性骨髓炎病程长期迁延,反复发作,有窦道形成者长期排出脓性分泌物,对患者机体产生慢性消耗损害。因此患者往往有贫血和低蛋白血症。治疗中应加强营养,给予高蛋白饮食,必要和可能情况下静脉滴入人体白蛋白或氨基酸制剂。补充 B 族、C 族维生素。贫血者应予以纠正,必要时少量多次输血。最大限度提高患者的身体素质,增强机体对感染的免疫功能以及对手术的耐受能力。

4.手术治疗

(1)应用显微外科技术治疗慢性化脓性骨髓炎:通过带血管蒂的或吻合血管的组织移植治疗慢性化脓性骨髓炎,可以改善病灶局部的血液循环,从而有效地发挥抗生素的杀菌作用。不仅可以解决慢性化脓性骨髓炎合并软组织缺损的覆盖问题,也同样可以行骨移植治疗骨缺损或骨不连。进行复合组织移植可同时解决骨骼和皮肤同时缺损。大网膜移植治疗慢性化脓性骨髓炎,也是一种疗效较好的方法。

(2)病灶清除和引流:病灶清除包括彻底切除窦道、摘除死骨、搔扒病灶中的脓液、炎性肉、芽组织、坏死组织及无效腔壁,并适当扩大骨腔。病灶清除后可用肌肉瓣、大网膜、自体骨松质、抗生素血凝块等填充以消失残腔。在有效抗生素配合下,如病灶清除彻底,可以一期闭合伤口,但复发率较高。近年来,普遍采用闭合性持续冲洗—吸引疗法,解决了病灶清除、通畅引流、局部高浓度抗生素作用三个基本问题,提高了治愈率,疗程明显缩短。

【预后】

从全身和局部的临床表现、白细胞计数、血沉的变化来判定慢性化脓性骨髓炎是否治愈是困难的,即便长时间病情稳定,也不能排除再次发作的可能性。因为病骨内潜隐的病灶,在机体抵抗力下降时,可再次急性发作。什么时间发作,取决于机体抗病能力、病灶清除是否彻底以及细菌的致病能力。可能在一个或几个月内发作,可能一年发作,几年或几十年发作,当然,也可能终身不发作。正确的判断是困难的,目前尚缺少一个统一的治愈标准。

第四节　化脓性关节炎

关节腔及其组成部分的化脓性感染,称为化脓性关节炎。常见于儿童及婴儿,好发于髋、膝等关节,多为单发。致病菌为金黄色葡萄球菌最多见,感染途径有:①远处病灶的细菌径血运侵入关节。②邻近骨髓炎扩散到关节。③直接通过伤口感染或关节手术后感染和关节内注射皮质类固醇后发生感染。

【诊断要点】

(1)患者可能有外伤史和身体其他部位感染史。

(2)全身症状:起病急骤,全身呈脓毒血症反应、食欲减退、高热可达40℃左右、畏寒、出汗等急性感染症状。

(3)局部症状:关节部位疼痛剧烈,不能活动,红肿,皮温增高,患肢不能承重。身体较表浅的关节,有明显红、肿、热和压痛,关节的积液亦较明显,常处于半屈曲位,使关节囊松弛,以减轻疼痛。在膝关节可有浮髌试验阳性。在髋关节等肌肉较多的关节,早期常不易发生肿胀。由于炎症和疼痛的刺激,患肢肌肉发生保护性痉挛。肢体多呈屈曲位,同时,随着炎症的发展和关节内脓液的增多,使关节常常固定在关节间隙充分扩大的位置。化脓性关节炎由于关节囊被关节内的积液膨胀而扩大,关节囊周围的肌肉因剧烈的痉挛而造成病理半脱位或脱位。尤其是髋关节和膝关节更容易发生。此时,关节的主动活动和被动活动均丧失。

(4)实验室检查:白细胞计数及中性粒细胞数增高,血沉加快。关节液可为浆液性、血性、混浊或脓性,随病变的不同阶段而异。关节液内含有白细胞、脓细胞和致病菌。

(5)关节穿刺:早期关节液混浊,晚期呈脓性,涂片可发现大量的白细胞和细菌培养可鉴别菌种和进行抗生素敏感测定。

(6)X线表现:早期有关节囊和关节周围软组织肿胀,局部软组织密度增高,关节间隙增宽。关节内渗出液增多时,可出现关节半脱位,尤以婴幼儿的髋关节和肩关节最易发生。关节附近的骨质呈现疏松表现。关节的软骨破坏后,早期可出现关节间隙狭窄,继之出现关节面的骨质破坏。承受重量部位的关节软骨破坏最为明显。关节可有病理性脱位。在恢复期,骨质破坏区边缘可显示不规则的骨硬化,病变严重者,可形成纤维性强直或骨性强直。关节周围骨质密度和骨小梁结构恢复正常。

【临床治疗】

1.抗生素的应用

治疗原则上,开始先选用两种以上的抗生素,并给足够大的剂量,这样便可大大提高杀灭致病菌的疗效。而后根据血培养及药敏试验结果再调整抗生素的种类。如果没有条件做血培养及药敏试验,则给药观察 3 天,若体温不降,症状不减,应调整抗生素。

2.中医中药的应用

根据具体情况,以消、托、补三法,在发病不同时期,给予适当的方药,内外同治。

(1)急性期应清热解毒,活血通络。根据证候体征,可分别选用仙方活命饮、黄连解毒汤、五味消毒饮、犀角地黄汤等加减运用。外敷以金黄散、双柏散或骨炎拔毒膏等。

(2)脓已形成尚未破溃应清热解毒、托里透脓。如证见高热,肢端剧烈疼痛时,选用五味消毒饮、黄连解毒汤合透脓散加减以清热止痛;证见患肢肿胀,红热疼痛时选用托里消毒饮加减以托里止痛;证见神昏谵语,身现出血点时,选用犀角地黄汤合黄连解毒汤,配合安宫牛黄丸以清热解毒、凉血止血。外敷仍以如意金黄散、双黄散或骨炎拔毒膏。

(3)脓已破溃宜扶正托毒、祛腐生新。初溃脓多稠厚,略带腥味,为气血尚充实,选用托里消毒饮以托里排脓。溃后脓液清稀,量多质薄,为气血虚弱,以八珍汤、十全大补汤加减以补益气血。外治时,疮口可用冰黄液冲洗,并根据有无腐脓情况选用九一丹、八一丹、七三丹、五五丹生肌散药捻,以拔毒祛腐,外敷玉露膏或生肌玉红膏或骨炎拔毒膏,并保持引流通畅,勤冲洗换药。疮口腐肉已脱,脓水将尽时,选用八宝丹、生肌散换药,使其生肌收口。

3.全身支持疗法

高热时降温、补液、纠正酸中毒,静脉滴注大量维生素 C,改善营养,供给高蛋白饮食,如中毒症状严重,可少量多次输鲜血。注意提高患者机体对感染的抵抗力。另外,有原发病灶者应同时加以治疗。

4.局部制动

早期用持续皮牵引或石膏托固定于功能位,并抬高患肢,不失为有效措施之一。它有利于患肢休息,缓解肌肉痉挛,减少代谢,减轻疼痛,防止畸形和病理性脱位。

5.手术治疗

(1)适应证

1)关节切开引流术:适应于较深的大关节,穿刺插管难以成功的部位(如髋关节)。

2)关节矫形术:适应于遗有明显畸形者。

3)关节融合术:适应于遗有关节非功能位强直者。

4)全关节置换术:适于遗有严重关节炎的老年患者

(2)手术方法

1)穿刺吸引术和注射抗生素疗法:可于急症期施以此方法,吸引脓液即刻做涂片染色检查和细菌培养,尽可能将脓液吸净后,注入稀释的抗生素。

2)切开引流术:在全身治疗 2~3 天后或发病 6~7 天,全身症状未好转,局部肿胀未消退或反而增加;局部压痛明显或加重者,可行切开引流术。

3)闭合性持续冲洗一吸引疗法:关节打开后,清除脓肿,在关节腔内放置冲洗及吸引管,用抗生素生理盐水冲洗。有效的冲洗标志是:手术切口处无液体渗漏,无明显肿胀,体温下降,疼痛减轻。

第七章　基层骨关节营养与代谢性疾病

第一节　痛风性关节炎

中医学认为痛风的发生与风、寒、湿、热、瘀血、痰浊等因素有关。从临床上看患者或因外感风湿，郁而化热，湿热瘀滞关节，使关节剧烈疼痛，红肿发热；或因外感风寒湿邪，痹阻经络，阻滞气血，不通则痛，故使肢体关节疼痛；或因外伤瘀血内停，或因过食肥甘厚味，痰湿内生，使经脉痹阻而发病。

高尿酸血症是痛风的重要标志，当尿酸生成增多或尿酸排泄减少时，均可引起血中尿酸浓度的增高。尿酸是人类嘌呤代谢的终末产物，国内男性平均值为 5.7mg%，女性为 4.3mg%。人体内尿酸的生成有外源性和内源性两种，从富含核蛋白的食物(如肝、肾、脑、鱼子、蟹黄、豆类等)分解而来的属外源性；从体内氨基酸、磷酸核糖及核酸等分解代谢而来的属内源性，内源性代谢紊乱较外源性因素更为重要。原发性痛风患者，部分由于酶及代谢缺陷，尿酸生成增加，另一部分主要由肾脏清除减退所致。继发性痛风患者，除由于细胞核破坏过多，核酸分解加速使尿酸来源增加外，大多由于尿酸排泄减少所致，尤其是各种肾脏疾病及心血管疾病晚期，肾衰竭致使尿酸大量滞留体内。需要指出的是血尿酸增高者并不一定都产生痛风症状，肾衰竭、白血病、红细胞增多症、血性贫血症、恶性贫血、铅中毒、饥饿症和急性感染患者的血中尿素虽有增高现象，但极少发生痛风症状。所以高血尿酸仅是痛风病的一种标志，并不等于或代表痛风。

痛风性关节炎是由于嘌呤代谢紊乱致使尿酸盐沉积在关节囊、滑囊、软骨、骨质、肾脏、皮下及其他组织而引起病损及炎症反应的一种疾病。其临床特征为高尿酸血症伴急性痛风性关节炎反复发作，痛风石沉积，病程迁延则表现为慢性痛风性关节炎和关节畸形。此病欧美国家较我国更为多见，肥胖及饮食条件优良者较易发病。好发于 30～50 岁的中青年男性及绝经后妇女。男女比例 20∶1。现代医学认为痛风分为原发性和继发性两种。原发性者与家族遗传有关，根据英国文献，有家族史的患者占 50%～80%；继发性者可由肾脏病、心血管疾病、血液病等多种原因引起。近年来有人发现痛风患者有过敏体质的表现，如某些患者误食一种食物后，同时可引起痛风和其他过敏症状，如哮喘、荨麻疹等。此外，外伤、过度运动、饮酒、过量进食高蛋白饮食、肥胖、急性感染和外科手术等，都能导致痛风的复发。从病理变化看，痛风完全是由尿酸盐类在组织中沉淀造成。但尿酸盐类因何由血中析出而沉淀于组织之中，目前尚无圆满的解释。有以下几种学说：①血清碱性减低学说：痛风患者的血清碱性减低，能影响尿酸在血中的溶解饱和度。②同质异性物学说：尿酸有两种，一种尿酸的溶解饱和度为18.4mg%，另一种尿酸则为 8mg%。痛风患者血清所含尿酸大多属第二种，故易被沉淀于组织中。③外伤和局部坏死学说：局部关节组织因受外伤而坏死，常促进尿酸在坏死组织中的沉淀。

【临床表现】

痛风为一种忽发忽愈、有急性症状的慢性无菌性关节炎,多有家族史,好发于30~50岁的男性。其临床症状可分为以下四期。

(1)早期:此期患者除血尿酸增高外无其他症状,历时很长,不少患者第一次关节炎症状发做出现在高尿酸盐症持续20~30年后,只有1/3左右的患者在以后出现关节炎症状。

(2)急性期:首次发作多在夜间,85%~90%的患者第一次发作时只累及一个关节,75%左右发生在大拇趾的跖趾关节,患者常因受累关节极度疼痛而惊醒,并发现局部红肿,表皮干燥发亮,稍活动或轻触患趾,即可引起难以忍受的疼痛。但一到天亮,疼痛即自动缓解。如能及时给予正确治疗,症状可在12~24小时内完全消失,否则,夜间疼痛又可加剧。发作时常伴有发热、多汗、头痛、心悸等症状。这种日轻夜重的疼痛如不治疗,亦可能持续1~3周后渐渐见轻或自愈。

其次也可发生在足背、足跟、踝、膝等关节。青年患者常为暴发型,表现为突然高热,并同时累及多个关节,受累关节在数小时之内明显肿胀,局部温度升高,皮肤暗红,压痛明显。引起急性发作的诱因常为暴饮暴食、着凉、过劳、精神紧张、手术刺激等。

(3)间歇期:可为数月或数年,在此期内患者多无明显症状,以后发作次数逐渐增加,间歇期逐渐缩短,受累关节数目增多,最后发展为慢性关节炎期。

(4)慢性关节炎期:约50%患者在急性发作数年或数十年后受累关节僵硬、变形,关节炎的发作已不明显,部分晚期病例可在耳郭、尺骨鹰嘴和受累关节附近出现直径1mm到数厘米的痛风石。局部皮肤溃破后可流出白色牙膏样物质。约1/3的病例同时有肾脏病变继发性痛风患者也可经历上述四个阶段,但间歇期较短。

辅助检查方面,血尿酸增高,超过5mg%为可疑,超过6mg%可肯定诊断。白细胞可以增高。痛风石镜检可见针状结晶。痛风石尿酸盐试验可呈阳性反应(痛风石末加稀硝酸5滴,加热蒸发干燥后再加氨溶液,即变为紫红色)。X线检查:可见关节旁骨质多发性溶骨性破坏,多位于关节面及近关节面的部位。此外,尚可见到软组织肿胀、关节间隙狭窄、关节不规则、骨赘、骨刺等增生关节炎的改变。

【临床治疗】

治疗总原则:治疗痛风应从以下几方面入手:①随诊有阳性家族史的患者,如有可疑立即预防治疗;②制止即将复发的痛风;③治疗已经复发的急性症状;④注意间歇期的治疗;⑤必要时处置痛风石;⑥注意并发症的治疗。

1.药物治疗

(1)保泰松:有明显消炎、镇痛作用,对发病已数日者仍有效,但毒副作用较明显,一般只在耐受秋水仙碱或其无效时使用。初剂量0.2~0.49口服,以后每4~6小时口服0.1~0.2,症状好转改为0.1,每日3次,维持3天。

(2)秋水仙碱:是急性痛风的特效药,初用时每次口服0.5mg,每小时1次。第旧总量4~6mg,至症状控制或出现腹泻等胃肠反应改为维持量,每次0.5mg,每日2~3次。

(3)吲哚美辛:疗效与保泰松相仿。初剂剂量25~50mg,每8小时1次口服,次日起25mg,每8小时1次口服。

(4)促肾上腺皮质激素（ACTH）：对病情严重而秋水仙碱等治疗无效时，可采用ACTH 25mg 加入葡萄糖中静脉滴注，或用 40～80mg 分次肌内注射。此药疗效迅速，但停药后容易复发，可加用秋水仙碱 0.5mg，每日 2～3 次口服，以防症状"反跳"。

(5)激素的使用：由于多种抗炎药物治疗本病都有效，不必全身性应用皮质激素。个别病例，急性期症状反复发作十分严重，其他药物治疗无效或不能耐受者，可使用激素治疗。如强的松每日 5～15mg，分 2～3 次内服。症状控制后应及时减量或停用。急性痛风性关节炎累及单关节时，关节腔内注入曲安西龙可改善症状，对于难以控制的关节炎可试用。

间歇期及慢性期以排尿酸及抑制尿酸生成的药物为主，使尿酸值保持在 6mg 以下，防止痛风石形成。丙磺舒初用 0.25mg，每日 2 次，两周内增至 0.5g，每日 3 次。最大剂量每日不超过 2g。异嘌呤醇：常用剂量为每次 100mg，每日 3 次口服，如病情需要，剂量可增大至每次200mg，每日 3 次。服药过程中如有尿酸转移性痛风发作，可辅以秋水仙碱治疗。

2.外治法

(1)针灸疗法：针灸可在痛区周围取穴及循经取穴，耳针取压痛点。

(2)外敷疗法：风湿热型，关节红肿疼痛，可局部外敷金黄膏、玉露膏、双柏膏等，风寒湿型，可局部外敷温经通络膏；瘀血型可局部外敷万应膏。

(3)中药离子导入疗法：可用山慈姑 10g，生南星 10g，加 75%酒精浸泡，做痛区离子导入。

3.手术疗法

慢性期患者，若局部痛风石巨大，影响功能，或破溃经久不愈，可手术刮除痛风石。

【预后】

本病如早期发现、及早预防和治疗，预后较好，但应加强调护，注意以下几点：

(1)饮食宜忌饮食禁忌是预防本病发作的关键，一定要严格禁食富于嘌呤和核酸的食物，如羊心、胰、浓缩肉汁、肉脯、鲱鱼、沙丁鱼、酵母、凤尾鱼、鳕鱼、马哈鱼、鲭鱼、鲑鱼、扇贝肉、咸猪肉、鹅肉、鸽肉、牛肉、动物肝、肾、脑、鱼子、蟹黄、鸡肉、野鸡、鸭肉、羊排、猪肉、兔肉、舌、虾、酸苹果、小扁豆、蘑菇或菌类制品，豆制品、青豆、豌豆、菠菜及花生等。

(2)急性期处理应卧床休息，局部固定冷敷，24 小时后可热敷，并大量饮水。

(3)防止复发可长期服用小剂量秋水仙碱。

(4)起居调养肥胖患者应控制饮食，减轻体重。避免精神刺激、受凉或过劳。

(5)预防并发症若有高血压、肾炎、肾结石等并发症者，可给予相应的治疗。

(6)预防性治疗有痛风家族史的男性应经常检查血尿酸，如有可疑，即给予预防性治疗。

第二节 骨性关节炎

骨性关节炎又名肥大性骨关节炎、退行性关节炎、变形性关节炎、增生性骨关节炎或骨关节病，其病变累及关节软骨、软骨下骨、滑膜、关节囊、韧带及相关肌肉。该病是一种最常见的关节病变，其患病率随着年龄而增加，女性比男性多发。骨关节炎以手的远端和近端指间关节、膝、肘和肩关节以及脊柱关节容易受累，而腕、踝关节则较少发病。其主要病理改变为软骨退行性变性和消失,关节边缘韧带附着处和软骨下骨质反应性增生形成骨赘,并由此引起关节疼痛、僵直畸形和功能障碍。

骨性关节炎在临床上可分为原发性和继发性两类。前者多由于关节软骨变性和关节遭受损伤所致,多发生于中老年;后者可继发于关节畸形、损伤和炎症后。通常所指的骨性关节炎属于原发性骨性关节炎;继发性骨性关节炎是指在其他各种病因或疾病的基础上,诱发的病变,如创伤、类风湿关节炎、神经及内分泌性疾病等。这一类骨性关节炎的病变比较局限,不伴发赫伯登结节。

(一)骨关节的结构及功能

骨关节由关节软骨、软骨下骨、滑膜、黏液囊、关节囊及相连的肌肉、韧带组成,其中关节软骨起承载、缓震、润滑和抗磨作用;软骨下骨承重;滑膜、黏液囊润滑关节;关节囊起保护作用;肌腱、韧带使关节稳定并使其具有活动功能。

关节软骨位于关节面,由四层组成:即关节面上的浅层、其下面的中间层、深层与软骨下骨相连的钙化层。关节软骨由软骨细胞和细胞外基质组成。软骨细胞位于细胞外基质的胶原网络中,由间充质细胞分化形成,分泌胶原纤维、蛋白多糖。细胞外基质由水、胶原纤维、蛋白多糖组成。水的作用是促使软骨细胞营养、代谢和维护关节软骨的抗压、缓震、润滑关节面的作用。胶原纤维呈集束走行,形成纤维拱形结构和网络,在浅层与关节面平行,连接骨膜纤维;在中间层为喷射状;在钙化层与软骨下骨的连接参差不齐,能够缓冲压力,防止软骨层分离。蛋白多糖位于胶原网络中,并与胶原纤维结合,起稳定、固化作用,与水结合而膨胀。

(二)骨性关节炎的病理过程

关节软骨的退行性变是骨关节炎发生发展的病理基础。而软骨的退行性变缘于长期的关节应力不均、磨损等因素导致的软骨退变,弹性减退而脆性增高,致使关节表面粗糙,形成裂纹并沿胶原网络向深层发展,滑液则从裂隙侵入软骨基质,使蛋白多糖中的软骨素硫酸脂链被消化,进而软骨碎裂、关节面缺损、软骨下骨组织外露,由于中央区骨的重建.使其密度增高、硬化,而下面的骨组织内形成假囊肿,周边软骨增生肥厚,形成骨赘,如果骨赘脱落进入关节腔则形成游离体,滑膜受刺激则充血、渗出及至肥厚,形成滑膜炎,累及关节囊时则引起关节囊炎、纤维化、增厚、钙化,累及韧带、肌腱时,则发生韧带炎、肌腱炎、肌肉痉挛,最终导致关节变形、肌肉萎缩及关节功能障碍。在关节软骨蜕变过程中,软骨细胞分泌的胶原纤维、蛋白多糖减少,引起胶原网络破坏,使软骨细胞失保护,从而又进一步加重了关节软骨细胞的损伤,与软骨的退变形成了恶性循环。

中医学认为骨性关节炎病因病机为:①肝肾亏损肝藏血,血养筋,故肝之合筋也。肾藏精,故肾之合骨也。诸筋者,皆属于节,筋能约束骨节。中年以后由于肝肾亏损,肝虚则血不养筋,筋不能维持骨节之张弛,关节失滑利,肾虚而髓减,致使筋骨均失所养,骨赘形成、关节囊纤维变性和增厚,限制关节的活动,关节周围的肌肉因疼痛而产生保护性痉挛,使关节活动进一步受到限制,增加了退行性变的进程,关节发生纤维性强直。②慢性劳损过度劳累,日积月累,筋骨受损,营卫失调,气血受阻,经脉凝滞,筋骨失养,发生本病。

【诊断要点】

骨性关节炎临床表现为病变关节疼痛、触痛、发僵、肿胀、摩擦声、变形和活动受限。极少伴发全身其他症状,而且关节症状往往在活动过多时出现,休息后可减轻。当骨性关节炎患者伴滑膜炎时可有血沉轻度增快。X线检查对膝、髋和脊柱骨性关节炎具有诊断意义。

(1)病史:了解患者的症状及症状出现的时间及经过。如果患者对疼痛、僵硬、关节功能等情况说得很清楚,并且能讲明白这些症状随时间的推移发生了怎样的变化,医生就会对病情有比较好的估计。最后,还得了解患者以前接受过哪些治疗以及药物。

(2)体格检查:为患者作全面体检,并检查关节,包括检查腱反射和肌肉的力量,观察患者行走、弯腰和进行日常活动的能力。

(3)X线检查:通过X线片了解关节破坏的程度。如受累关节处软骨丢失、骨质破坏和骨刺都能在X线片上显示出来。但是片子上显出的关节损害严重程度与患者疼痛、残疾的程度之间往往有很大差别,而且早期的骨性关节炎,在大量软骨丢失发生以前,X线片上可能不表现出来。

(4)血及关节液化验检查:当具有侵蚀性或全身性病变,或伴急性滑膜炎时,血沉可轻度增快,关节液可轻度浑浊。血沉可轻度增快(很少超过 40mm/h),C反应蛋白及白细胞计数升高。关节滑膜液检查大多数为正常范围,少数患者白细胞计数轻度增加,或许高龄患者可见焦磷酸钙和磷灰石结晶。

【鉴别诊断】

1.腰椎间盘突出症

腰腿窜痛、麻木、咳嗽加重。腰部活动受限,跛行。下肢前或后外侧感觉迟钝,直腿抬高试验阳性,椎旁有压痛并向下肢放射,可有肌力及腱反射异常。CT检查有助于诊断。

2.类风湿性关节炎

关节疼痛、肿胀、畸形、活动受限与骨关节炎相似,但类风湿因子检测阳性,抗"O"试验阳性。X线检查有特征象。

3.风湿性关节炎

常用于儿童,起病急骤,主要表现为全身大关节疼痛,红肿,呈游走性,伴全身症状。

【治疗】

1.药物治疗

骨关节炎的治疗最好以非药物治疗为主,少用药物,以尽量减少副作用。

口服药:对乙酰氨基酚,可用于早期,以缓解疼痛。阿司匹林对软骨代谢有一定作用,能抑制软骨内分解酶作用。在某种程度上保护了软骨的退行性变。有效量为 40~60mg,1 日 3次。其他非体抗炎药物均可选用,由于药物动力学不一致,有些药物半衰期较长,因此用药间隔长如萘普生、吡罗昔康等,1日2次即可。半衰期短的如布洛芬1日3次或4次。

甾体类药物不宜用。甾体类药物作用在于减轻局部炎症,因此疼痛相应减轻。而关节内机械性损伤在疼痛减轻后,在一定程度下反而加重。长期甾体药物应用后,对丘脑一垂体一肾上腺皮质轴心的抑制以及外源性类库欣综合征的出现所致后果十分严重。关节内的注射仍有争论,因为它能抑制软骨所产生的硫酸软骨素,进一步引起关节的退行性变。

硫酸氨基葡萄糖,1969 年德国首次临床验证硫酸氨基葡萄糖(GS)治疗骨性关节炎之后,近 20 年来,许多短程和长程随机双盲对照研究的结果都提示,该产品既能抗炎止痛,又有延缓膝骨性关节炎发展的作用。GS被认为是第一个改变骨性关节炎病情的药物或慢作用药,又因体外实验证实其对软骨代谢有良好作用,也称其为软骨保护剂。

2.运动与休息

一般骨关节炎患者无须卧床休息。当负重关节或多动的关节受累时,活动量受到一定限制即可。一旦出现肿胀,则应卧床休息减少活动。必要时病变关节局部需短期固定。要注意保持正确姿势。

骨关节炎的运动疗法应视患者的情况而定。常用的医疗体操有徒手操,进行了身体各部位活动。亦可作器械操利用器械的重力、阻力、牵拉力、杠杆作用或惯性作用增强肌力,增大关节活动范围。运动疗法的作用:改善血运及滑液的流动、渗透,加强软骨的营养、代谢及废物的排除,利于炎症消退,预防滑膜粘连,增加关节活动度;刺激软骨细胞,促进胶原、蛋白多糖的合成,利于关节软骨的修复;加大骨应力,刺激骨组织生长,防止骨质疏松;维持骨关节的活动功能,防止继发性损害。具体方法:①肌力训练,急性炎症时以长肌力训练开始,逐渐加抵抗,过渡到等张运动、做渐进性抗阻训练。②针对关节的活动功能,从不负重到负重关节活动训练。③全身适应性训练,即全身大肌群参与的有氧运动,以提高有氧代谢能力,改善日常生活能力,减轻体重,减少关节负荷。

本病常由关节劳损所致。因此各种形式的运动疗法,均不应加重患者关节的损伤。练习可以在床上,不负重的情况下进行。

3.关节腔内黏性补充治疗

滑液的高黏性对关节运动可提供几乎无摩擦的表面,因而对正常关节功能十分有利。骨性关节炎时,透明质酸被破坏,滑液黏性降低,润滑作用消失及关节表面的光滑运动丧失,从而导致关节进一步破坏。有资料证实,关节腔内大分子量透明质酸补充治疗有利于缓解关节疼痛,增加活动度,消除滑膜炎症及延缓疾病进展。该药物主要用于膝关节骨性关节炎,适于对常规治疗疗效不佳,或不能耐受止痛剂或非类固醇类抗炎药治疗者。

4.物理治疗

(1)高频电疗法:主要是针对关节的炎症。常用超短波、短波疗法,通过非热效应阻抑急性炎症、促进吸收,当关节肿痛、浮髌试验阳性时,应用无热量超短波或脉冲短波,8~15分钟。利用热效应深且均匀的特点,改善局部的血液循环、加强营养代谢、消除慢性炎症、水肿,降低肌张力、缓解痉挛、止痛,浮髌试验阴性时,常用微热量超短波或连续短波12~15分钟。

(2)中、低频电疗法:主要针对慢性炎症、粘连、肌萎缩、磁性材僵硬。不同的中、低频电流各具特色:调制中频电疗,兼中、低频电流作用;干扰电疗,作用深,为内生的低频调制的中频电流;等幅中频电疗,作用较深,改善血运及淋巴循环、促进修复、松解粘连;低频电疗,促进血液循环、炎症吸收、缓解疼痛,刺激神经肌肉、防止肌萎缩。

通常当关节肿痛、浮髌试验阳性时,宜用调制中频电疗;浮髌试验阴性时,调制频率宜更低;对关节僵硬、肌萎缩,则调制频更低。一般来说急性病变适于选择平缓、温和的处方、慢性期则宜选择刺激强的处方。

(3)电磁疗法:主要是针对肿胀、疼痛。常用的磁场强度为低强度50以下,20分钟/次,15次为一疗程。浮髌试验阳性时适于脉冲磁场;浮髌试验阴性关节僵硬时,或用交变磁场。磁疗的作用是改善血液循环、促进炎症水肿吸收,缓解疼痛。

(4)超声波疗法:主要针对肿胀、粘连;其作用机制为:超声波的机械振动引起对组织细胞的微细按摩作用,从而增强膜通透性、促进弥散过程,加强细胞营养,促进废物排除,改善缺血缺氧,加强组织再生修复;机械振动能够柔化松解粘连,延展坚硬结缔组织缓解肌肉痉挛。

(5)其他:热疗法,最常用的是热水袋。水疗法,采用热水浴具有镇痛作用。一些具有医疗作用热矿泉,药浴均可采用。光疗法,常用为红外线疗法,亦可用具有特定电磁波的 TDP 照射。

5.康复疗法

骨关节炎患者,应进一步预防关节的磨损,以减少持重关节炎的负荷。手杖:在生物力学上如健侧挂拐杖,对减轻负荷的效果明显。腋杖:能全部或部分免于负荷,需双手使用,日常生活能力训练可参考类风湿关节炎患者康复医疗节。步行器:适合上肢肌力弱,躯干平衡不好的老人使用。步行速度与场所受到一定限制。轮椅以及适合的矫正鞋、支具等均可采用。采用支具和弹性绷带有助于膝关节的稳定。

6.手术治疗

关节置换术即用称为假体的人工关节代替受累的关节。这些人工关节由合金、高密度塑料和陶瓷材料制成,用特殊的水泥粘到骨面上。人工关节能用 10～15 年或更长时间,大约 10% 需要再次更换。外科医生会根据患者的体重、性别、年龄、关节活动度及其他医护情况来选择假体的设计样式和制作材料。目前,80% 以上进行手术的骨性关节炎患者都采用髋或膝关节置换术。在手术康复之后,患者一般会感觉肿痛减轻,进行日常活动更容易。有关人工关节置换术后功能康复见下文。

7.心理康复

一些骨关节炎患者,虽然不如类风湿关节炎患者那样有明显心理障碍,但他们担心的是预后问题,会否出现严重的畸形导致生活不能自理。只要引导他们进行分析,给予鼓励与支持,即能够得到心理上康复。

第三节　骨　骺　炎

骨骺炎是指骨骼发育时期,各骨化中心由于各种原因干扰而出现的软骨内化骨的紊乱,病变在骨骺,所以有人称之为骨软骨病或骨软骨炎。《灵枢·刺节真邪》记载:"虚邪之人于身也深,寒与热相搏,久留而内著,寒胜其热,则骨疼肉枯,热胜其寒,则烂肉腐肌为脓,内伤骨,内伤骨为骨蚀"。一般认为骨骺炎属于此症。骨骺病变的因素很多,主要为缺血、创伤、感染及内分泌失调所致,常见的部位为股骨头、胫骨结节、脊柱、月骨、足舟骨、跟骨结节及距骨头等。本章仅讨论儿童股骨头缺血性坏死。

【诊断要点】

(1)起病隐匿,跛行和患髋疼痛是本病的主要症状。跛行为典型的疼痛性跛行步态,即患儿为缓解疼痛所采到的保护性步态,缩短患肢负重时间。患者所述疼痛部位往往在腹股沟部、大腿内侧和膝关节。跑步和行走多时,可使疼痛加重,休息后明显减轻。

(2)可发现髋关节各个方向活动均有不同程度的受限,尤其是外展和内旋活动受限更为明显,而且髋关节活动能诱发疼痛。早期髋关节周围肌肉出现痉挛和轻度萎缩。在滑膜炎阶段,髋关节前方有深压痛,并出现轻度屈曲和外展畸形。

(3)定期投照髋关节正位和蛙位片,可动态观察病变整个过程中股骨头的形态变化。

【临床治疗】

儿童缺血性坏死的治疗目的是创造一个能够消除影响骨骺发育和塑形的不利因素,防止和减轻股骨头继发畸形的条件,使坏死的股骨头顺利完成其自愈性过程。在设计治疗时,重要原则是尽快获得和维持髋关节无负重状态下的活动功能,尤其是外展、内旋功能更为重要。因病因不明确,故确切的病因治疗还没有定型的可靠的方法,治疗可从以下三方面设计:第一,免负重下保持髋关节正常活动,防止塌陷。第二,增加包容,防止继发畸形。第三,增加血运,缩短病程,促进骨再生。

1.非手术疗法

适用于 Catterall 分类法Ⅰ级、Ⅱ级的患者。

(1)休息和牵引:既是观察也是治疗,一般牵引或单纯卧床休息三四周。

(2)支具应用和外展髋人字石膏:很多学者强调,在股骨头骨骺缺血坏死早期,将股骨头完全放置在没有病变的髋臼内,既能缓解疼痛、解除软组织痉挛,又可使髋关节获得正常范围的活动,起到塑造和抑制作用,防止变形、塌陷。多数学者推荐外展 40°~45°,内旋 10°~15° 为宜。此时,外展肌基本失效,减少了对关节的应力,同时股骨头也包容在臼内,定期拍片,直至坏死完全恢复,才可减除固定,需 12~16 个月。支具包容下患儿可借助拐杖行走,不仅有利于重塑和保持关节功能,还可促进关节滑液的流动,有利于软骨和滑液的营养。

(3)中医药疗法

1)推拿法:推拿不但可以改善患髋的血液循环,还可以改善肢体功能,防止关节功能的完全丧失,达到减轻疼痛,改善肢体功能的目的。常用的方法有点穴法、按法、滚法、提拿法、提屈旋转法等。

2)针灸疗法:针灸可以疏通经络,改善髋部的血液循环,同时也改善股骨头的血运。治疗主要根据临床表现形及体征辨证取穴。

3)理疗:常用宽谱仪等照射患髋,每次 30 分钟,每天 2 次,可扩张血管,促进局部血液循环,增加股骨头骨骺血运。

2.手术疗法

目前手术治疗方法较多,可分为以下两类:一改善股骨头血供类,如滑膜切除、股骨头髓芯减压、带血管肌蒂移植、血管束植入等。二改善头包容,改变股骨头负重部位类,如股骨上端截骨术、骨盆截骨术、髋臼加盖术等。

第八章 基层代谢性骨病

第一节 骨质疏松症

一、定义

骨质疏松症是一种慢性进展性疾病,以骨量减少,骨显微结构破坏,骨强度下降,从而导致骨脆性增加,骨折危险度上升为特征。骨质疏松症分为原发性骨质疏松症和继发性骨质疏松症两类。原发性骨质疏松症是伴随着增龄过程的骨量丢失,在男性往往伴有性功能的下降,其中的骨骼改建单位的激活率正常,但是骨吸收陷凹的填充不完全。继发性骨质疏松症是由一系列慢性疾病、药物,以及营养不良引起的骨量丢失。其骨骼改建单位的激活率在开始时常常提高,因此在任何时间点上有很多骨骼参与了改建。

二、诊断

在 1994 年以前,诊断骨质疏松症需要有明确的脆性骨折。1994 年 WHO 根据骨密度(BMD)对绝经后白人妇女建立了一套诊断骨质疏松症和骨质软化症的诊断标准。①正常:髋部 BMD 比青年女性平均参考值低,但不到 1SD(T 值>-1.0)。②骨质软化症:髋部 BMD 比青年女性平均参考值低 1~2.5SD(-2.5<T 值<-1.0)。③骨质疏松症:髋部 BMD 比青年女性平均参考值低 2.5SD 或 2.5SD 以上(T 值<-2.5)。④严重骨质疏松症或明确的骨质疏松症:髋部 BMD 比青年女性平均参考值低 2.5SD 以上并伴有至少一处脆性骨折。

尽管有很多技术可用于测量 BMD,但髋关节的双能 X 线测量(DXA)是诊断骨质疏松症的金标准。有很多专家推荐使用腰椎、股骨颈或髋部、桡骨远端 1/3 的 DXAT 值作为诊断骨质疏松症的依据。其他部位如转子、Ward 三角区、腰椎侧位、跟骨、全身的骨密度测定或者使用其他技术如跟骨超声测量,定量 CT 或 MRI 等测得的骨密度也有利于骨折风险的评估,但不用于骨质疏松症的诊断。如果不同部位测得的骨密度差异较大,常常采用最低的骨密度值。

双能 X 线骨密度测定法无创、准确、重复性好,并能够预示长期和短期的骨折风险。结果除了 T 值、Z 值外,还以密度值 g/cm² 表示。T 值表示与正常同性别青年人群的骨密度平均值相差的 SD 值,用于正常骨密度、骨质疏松症、绝经后妇女和 50 岁以上男性骨量减少的诊断。Z 值表示与同年龄同性别对照人群的骨密度平均值相差的 SD 值。Z 值低于 1SD 甚至 2SD 以上提示导致骨质疏松症的继发因素存在。Z 值主要用于评估绝经前女性和 50 岁以前男性的骨量减少。Z 值在 2SD 之内表示在可允许的变化范围,超过 2SD 的变化属于异常。

三、骨密度普查

1.美国骨质疏松基金会推荐的骨密度筛查细则

①无论有无其他危险因素,所有 65 岁以上的妇女都应检查。②对于 65 岁以下的绝经后

妇女,需具备一个以上的下列骨质疏松危险因素。③不论年龄大小,发生过骨折的所有绝经后妇女。

2.主要危险因素

①成年人骨折史。②直系亲属脆性骨折史。③低体重(<58kg)。④吸烟。⑤口服类固醇药物治疗超过 3 个月。⑥其他危险因素。⑦视力下降。⑧早年雌激素缺乏(年龄<45 岁)。⑨痴呆。⑩健康差,身体虚弱。⑪近期有跌倒史。⑫低钙摄入。⑬缺乏锻炼。⑭乙醇摄入过量,每天饮酒超过 2 次。

3.高风险患者 SCSIBMD 测定指导原则

①发生过脆性骨折的任何男性和女性(自发性骨折或站立高度以下跌倒后骨折史)。②剂量>5mg/d 的泼尼松,类固醇治疗超过 3 个月的男性和女性患者。③X 线上已显示骨软化或椎体骨折的男性和女性。④年龄>65 岁的所有妇女。⑤年龄<65 岁绝经后妇女。至少具有下列一项危险因素:①低体重(<54.4kg 或体重指数<20)。②骨折家族史(45 岁以上直系亲属骨折史)。③没有使用激素替代治疗(HRT)。④吸烟,每天 1 包。⑤40 岁以前就绝经。⑥激素替代治疗超过 10 年。⑦患与骨丢失相关的慢性病男女患者。⑧无月经超过 1 年的绝经前妇女。⑨男性性功能低下超过 5 年的患者。⑩长期卧床的男性或女性,卧床休息或轮椅限制超过 1 年。⑪接受过实质性器官或异体骨髓移植的男女患者。

四、实验室检查

30%～60%的男性骨质疏松症患者都有继发因素,常见的有性功能减退、类固醇激素的应用和酗酒。绝经期妇女中 50%患者可找到继发因素,常见的有雌激素水平下降、应用类固醇激素、甲状腺激素过多以及抗惊厥治疗。绝经后妇女的继发性骨质疏松大大下降。

新诊断骨质疏松症患者 ICSI 实验室检查指导原则如下。

1.Z 值>1.0(继发性骨质疏松症的可能性很小)

①肌酐:除外继发于肾衰竭的甲状旁腺功能亢进。②肝功能:慢性肝病和胆源性疾病是骨质疏松症的危险因素。③血清钙:甲旁亢患者升高,吸收不良或维生素 D 缺乏的患者降低。④碱性磷酸酶:Paget 病患者,长期制动,骨折急性期或其他骨病升高。⑤血清磷:骨质软化症患者降低。⑥甲状腺功能(促甲状腺素和甲状腺素):甲旁亢患者伴有骨丢失。⑦血细胞沉降率和 C 反应蛋白:提示可能有炎症性疾病。⑧血常规。⑨尿钙。⑩血清 25-羟维生素 D_3:有无维生素 D 缺乏。⑪血清 PTH:筛查甲状旁腺功能亢进症。

2.Z 值低于 1.0

①查血清睾酮:可筛查男性性功能障碍。②查血清雌二醇。

五、预防和治疗骨量丢失的非处方药物治疗

1.钙和维生素 D

老年人的钙吸收能力下降。另外,老年人的血清 $1,25\text{-}(OH)_2D_3$ 水平也降低,日照减少,皮肤产生维生素 D 的能力也下降。因此,如果日照和摄入不足的话,老年人都应考虑补充维生素 D 和钙。

补充钙可以防止骨量丢失甚至可以轻度提高骨密度,有些研究还认为钙可以降低骨折风险。但是对骨质疏松症的患者,补充钙应被看做为骨质疏松症药物治疗的辅助手段,而不应作

为单一治疗。建议妇女绝经前每天摄入元素钙 1000mg,绝经后增加至 1500mg。男性 65 岁以前每天摄入元素钙 1000mg,65 岁后增加至 1500mg。

钙摄入主要来自于食物。这些食物包括酸奶酪(每杯含 400mg)、牛奶(每杯含 300mg)、高钙橙汁(每杯含 300mg)、乳酪、罐装带骨大麻哈鱼。对食物中钙摄入不足可通过补钙来达到正常的钙摄入。市场上有许多钙制剂,最常用的是碳酸钙和柠檬酸钙。选择时主要要考虑它的吸收性、方便性和费用。消化道在元素钙每次 500mg 剂量时吸收最好。碳酸钙含 40% 元素钙,需要胃酸以助消化和吸收,是最廉价的选择。每次服用剂量不要超过 500mg 元素钙,并且和进餐一起服用。柠檬酸钙中元素钙含量 21%,无须胃酸帮助消化,生物利用度比碳酸钙好,价也更贵。在一次服用不超过 500mg 元素钙时,柠檬酸钙无须和食物一起服用。对胃酸缺乏(口服制酸剂)或有肾结石的患者应优先选用柠檬酸钙。钙制剂的常见不良反应有便秘、胃胀和产气。而柠檬酸钙少见这些不良反应。钙会影响一些药物的吸收(左旋甲状腺素片、血管紧张素转化酶抑制剂等),在服用这些药物前后数小时内应避免口服钙制剂。

补充维生素 D 可以防止骨量丢失和降低椎体和其他部位的骨折危险性。最近的荟萃分析显示口服维生素 D 700~800IU/d 有降低髋部和非椎体骨折的风险。而每天口服 400IU 就没有这种作用。足量摄入维生素 D 对维持血循环内促进钙吸收的 1,25-双羟维生素 D_3 水平是必需的。因此,对食物摄入不足的人应联合补充钙制剂和维生素 D。维生素 D 的食物来源包括添加维生素 D 的牛奶和橙汁、谷类、蛋黄、海水鱼、肝脏。有些钙制剂和多种维生素片也含有维生素 D。对 50 岁以上的人建议每天补充 400~600IU 维生素 D,也有推荐用 800IU。

2.负重训练

负重训练可以有效地维持甚至提高绝经后妇女腰椎和髋部的骨密度,但是对减少骨折风险似乎没用。训练方法包括行走、轻、中度的有氧锻炼,对抗练习。经常的锻炼可以增加肌肉的质量和力量,有助于改善身体的平衡性和协调性。虚弱的老年人经过锻炼后其跌倒的危险性可以下降 25%。

3.预防跌倒

随机临床研究支持对老年人进行跌倒风险评估并对高风险的老年人采取适当的措施加以干预。跌倒危险因素为视力不良、认知障碍、步态不稳或平衡差、神经肌肉和肌肉骨骼系统疾病、肌力低下、体位性低血压、服药过多,以及生活环境中的危险。干预措施有提高肌肉力量和身体平衡的体质锻炼、助行器、预防和治疗低血压、避免一些影响脑功能和步态平衡的药物。去除家中生活环境中的一些致跌倒的危险因素也很有作用,如防滑鞋,地毯下安放防滑垫,去除地板上不用的杂物和垫子,浴盆、淋浴房、卫生间内安装扶手,坚实的楼梯栏杆和夜灯照明。最近的研究显示补充维生素 D 可以降低 20% 的跌倒风险。

六、药物预防和治疗

骨质疏松症采取药物治疗的指征是否等同于它的诊断标准仍有争议。NOF 制订的骨质疏松症药物治疗指征是:①患者 T 值<-2.0。②患者 T 值<-1.5,但存在发生过骨折,直系亲属有脆性骨折史,体重<57kg,吸烟,口服激素治疗超过 3 个月等骨折危险因素。③患者有椎体和髋部骨折史。

药物治疗应首选美国 FDA 推荐的药物。有双膦酸盐[阿仑膦酸钠、利塞膦酸钠、伊班膦酸钠]、雷洛昔芬、降钙素鼻喷剂和特立帕肽。FDA 已经撤销了雌激素或激素治疗骨质疏松症的适应证,但仍保留着雌激素对某些特殊的绝经后妇女预防骨质疏松症的作用。

骨质疏松症药物治疗的目标不只限于提高骨密度,还在于降低骨折风险。目前治疗骨质疏松症的药物有两类:一是抑制骨质吸收,另一是促进骨质形成。除了特立帕肽,其余都属抑制骨质吸收药物。这些药物抑制骨质吸收的作用远大于提高骨形成的作用,从而抑制骨转化和骨量丢失。而促骨形成药物的刺激骨质的形成作用比抑制骨质吸收要强的多。

目前仅有少量研究一对一地比较这些抑制骨质吸收药物在提高骨密度方面的作用,还没有研究一对一地比较它们在预防骨折方面的作用。短期的临床研究显示阿仑膦酸钠在提高骨密度方面优于降钙素和雷洛昔芬,略优于利塞膦酸钠。最近的文献还显示这些抑制骨质吸收的药物(包括双膦酸盐、雷洛昔芬、降钙素和雌激素)能降低 30%～50% 的椎体骨折风险,降低髋部骨折风险的只有双膦酸盐。鉴于双膦酸盐具有降低骨质疏松症患者髋部骨折的风险,许多专家推荐双膦酸盐作为骨质疏松症(T 值＜－2.5 或广泛椎体骨折)治疗的一线药物。

1.双膦酸盐

双膦酸盐通过抑制破骨细胞的活性来阻止骨质的吸收,是目前最强的口服抗骨质吸收药。获美国 FDA 批准用于骨质疏松症预防和治疗的双膦酸盐药物有 3 种:阿仑膦酸钠、利塞膦酸钠和伊班膦酸钠。临床试用强烈支持这 3 种药物能够预防绝经后骨质疏松症妇女骨折的发生。有资料显示这 3 种药物能够使髋部和脊柱骨折发生率降低 50%～60%。除了预防绝经后妇女骨质疏松性骨折外,阿仑膦酸钠还可预防男性骨质疏松性骨折。

对口服双膦酸盐的患者来说,早上第一件事就是用一杯(250ml)白开水服下药片,等待30min 才能吃早餐、喝其他饮料和药物。患者也不能在这 30min 内(服用伊班膦酸钠为60min)躺下,以防止食管损伤。如果出现食管损伤(吞咽困难、疼痛,胸骨后疼痛,新发心前区疼痛或加重)或肌肉骨骼疼痛,最好停药。罕见并发症有下颌骨坏死和眼炎。一般来说,患者对一种双膦酸盐不能耐受,对另一种也不能耐受。口服双膦酸盐的禁忌证有低钙血症,过敏,肾功能不全(肌酐清除率＜30～35ml/min),以及食管刺激或狭窄。对吞咽困难和胃食管反流的患者,接受胃短路手术和长期抗凝治疗的患者应慎用双膦酸盐。

2.雷洛昔芬

雷洛昔芬是一种选择性雌激素受体激动剂,已允许在临床应用于骨质疏松症的预防与治疗,剂量 60mg/d。雷洛昔芬可使椎体骨折的发生率降低 50%,还没有资料显示可以预防髋部骨折。

雷洛昔芬选择性地和雌激素受体结合后,在骨和脂质代谢方面发挥雌激素激动剂作用,在乳房和子宫上发挥拮抗剂作用。正由于这种雌激素受体的选择性结合,雷洛昔芬可以降低发生乳腺癌的风险和预防心血管疾病的作用。雷洛昔芬还可以降低总的和低密度脂蛋白胆固醇,而对高密度脂蛋白胆固醇没有影响。常见的不良反应有静脉血栓形成的风险和增加血管收缩症状。应用雷洛昔芬的禁忌证有静脉血栓形成史的患者和绝经前妇女或正在应用雌激素替代治疗的患者。尽管雷洛昔芬有降低乳腺癌发生的作用,乳腺癌患者仍不推荐使用。

3.降钙素

鲨鱼降钙素鼻喷剂治疗骨质疏松症已经被美国 FDA 认可,每天 200IU,两侧鼻孔交替使用。降钙素通过抑制破骨细胞骨吸收以达到防止骨质丢失和椎体骨折,但没有预防非椎体和髋部骨折的作用。降钙素还可以减少椎体急性或亚急性骨折引起的疼痛。除了药物过敏外，降钙素的应用没有禁忌证。不良反应有鼻炎和其他鼻部症状，发生率约 12%。

4.雌激素

激素预防和治疗骨质疏松症还有争议。美国 NIH 资助的一项研究显示单独应用雌激素或合用孕激素可以抑制骨转换，减少骨质吸收和骨折的发生率。激素的联合应用可以减少发生严重并发症如冠心病、脑卒中、静脉血栓形成，以及乳腺癌的风险。单用雌激素治疗被认为有增加脑卒中和静脉血栓形成的风险，但不见得会增加冠心病和侵袭性乳腺癌的发生率。在美国，雌激素只用于骨质疏松症的预防，不用于治疗。重修的 FDA 指导允许非雌激素类药物可用于骨质疏松症的预防，并且剂量要小，疗程尽量缩短。然而有部分专家仍然相信雌激素是治疗手术后绝经引起的年轻妇女的骨质疏松症的一线药物。另外，还有部分专家建议在妇女绝经的初期短期应用联合激素(5～7 年)以预防骨质疏松症和脸部潮热。

5.特立帕肽

人重组甲状旁腺激素类似物具有强大的促骨形成作用。特立帕肽为含甲状旁腺素 N 末端 34 个氨基酸残基的人重组甲状旁腺激素，是第 1 个用来治疗骨质疏松症的促成骨药物。FDA 批准用于伴有严重骨量丢失和高骨折风险的骨质疏松症绝经后妇女和具有高骨折风险的男性原发性骨质疏松症。该药物具有提高骨密度，使椎体骨折率下降 65% 和非椎体骨折率下降 53% 的作用，况且这种作用在停药后还能持续 18 个月。特立帕肽有望和其他抗骨质吸收药物合用或序贯应用，但目前还没有得到许可。

特立帕肽用法是每天皮下注射 20μg，最长目前持续 2 年。不良反应有头晕、恶心、关节痛、小腿肌肉痉挛，偶发血钙升高。注射后高血钙症还不至于严重到要监测血钙的地步。特立帕肽可以增加大鼠骨肉瘤的发生，所以有骨肿瘤病史、Paget 病、不明原因的高血钙症、骨放射史和 18 岁以下的患者最好不用。最佳适应证是伴有严重骨量丢失和具有骨质疏松性骨折的绝经后妇女和男性；或 T 值<-3.5 的具有极高骨折风险的患者。还有是不能耐受双膦酸盐的患者。

联合治疗：到目前为止，没有足够的资料证明联合用药治疗对降低骨质疏松性骨折有作用。与激素治疗合用，阿仑膦酸钠和降钙素在提高骨密度方面有协同作用。特立帕肽和阿仑膦酸钠合用在提高骨密度上没有单一应用特立帕肽的作用大。特立帕肽和雷洛昔芬合用有增强骨形成，而且两者序贯应用也没有妨碍特立帕肽的增加骨密度的作用。然而阿仑膦酸钠的应用具有妨碍随后的特立帕肽的增加骨密度的作用，尤其是开始的 6 个月。目前，联合药物治疗仅限于严重骨质疏松症的治疗。

第二节　营养障碍性骨病

一、佝偻病

佝偻病属钙化性疾病，即新形成的骨有机质不能以正常方式进行钙化而引起的骨骼疾患。在婴儿期较为常见，是由于维生素 D 缺乏引起体内钙、磷代谢紊乱，而使骨骼钙化不良的一种疾病。佝偻病发病缓慢，不容易引起重视。佝偻病使小儿抵抗力降低，容易合并肺炎及腹泻等疾病,影响小儿生长发育。

【诊断标准】

1.病史

有与病因相关的病史,如饮食营养状况、生活环境、出生史等。

2.临床表现

囟门增大、轻度的方颅、肋软骨沟、肋骨串珠、鸡胸、漏斗胸、"O"型或"X"型腿、骨骺膨大、出牙晚、行走晚、关节松弛等。幼儿可有手足抽搐、惊厥甚至喉痉挛。Chvostek 征、Trousseau 征、腓骨反射可协助诊断。

3.X 线表现

急性期钙化带模糊,干骺端增宽,边缘呈毛刷状或杯口状改变,骨骺软骨加宽,下肢长骨弯曲,但凹侧皮质可增厚。

4.实验室检查

可有血钙、血磷均降低,碱性磷酸酶增高,尿钙减少。此外,维生素 D 的代谢测定有帮助。

【鉴别诊断】

1.原发性甲状旁腺功能亢进症

典型表现为全身骨质疏松、棕色瘤、病理性骨折和骨畸形,无手足抽搐,但轻型患者易混淆。高血钙、高尿钙和尿 cAMP 增高为其特点。

2.骨质疏松症

与佝偻病不同点在于 X 线无骨皮质的绒毛状改变,骨小梁清晰可见;血钙、血磷多无明显变化,尿钙多高于正常。

3.其他

不同原因的佝偻病也应该进行鉴别。

【治疗原则】

(1)日光浴及人工紫外线照射。

(2)富含维生素 D 与钙的饮食疗法。

(3)钙剂与维生素 D 治疗。

(4)畸形矫正,包括支具矫形与截骨矫形术。

(5)妊娠及哺乳期妇女注意补充维生素 D,缺乏户外活动者补充维生素 D。

二、骨软化症

骨软化症即成人的佝偻病,也称软骨病,即骨矿化不足,新形成的骨基质钙化障碍,是发生在骨骺板已闭合的成人骨矿化障碍。发生在生长发育已完成的成年人为软骨病,发生在儿童则为佝偻病。多数病因同佝偻病,少数因肝病变、肾病变、酶缺陷、抗惊厥药物引起。

【诊断标准】

1.病史

有与病因相关的病史。

2.临床表现

早期症状不明显,症状逐渐加重,多见于妊娠、多产的妇女及体弱多病的老人,最常见的症状是骨痛、肌无力和骨压痛。重度患者有脊柱压迫性弯曲、身体变矮、骨盆变形等现象,但肌痉挛及手足抽搐的发生并不多见。肌无力是一个重要的表现,开始是上楼梯或坐位起立时很吃力,病情加剧时完全不能行走。在骨痛与肌无力同时存在的情况下,患者步态特殊,摇摇摆摆,被称为"鸭步"或"企鹅步"态。骨压痛多见于胸骨、肋骨、骨盆及大关节处,不能触碰,触之疼痛难忍。有的有自发性、多发性骨折或假性骨折,如股骨粗隆下骨折或椎体的压迫性骨折。神经系统可有四肢麻木感等。

3.X 线表现

最常见的现象是骨质疏松、骨密度下降、骨骼畸形和骨折、骨皮质变薄,呈绒毛状。可有假骨折线形成(Looster 带)。

4.实验室检查

同佝偻病。

【治疗原则】

(1)补充维生素 D。

(2)骨折及畸形作相应的治疗,骨折固定术或畸形矫正术。

第三节　代谢障碍性骨病

一、黏多糖病

黏多糖病又名黏多糖贮积症(MPS),是一类因溶酶体内相关的酸性水解酶缺乏或活性降低使黏多糖(也称糖胺聚糖,GAG)无法降解或降解不完全,导致 GAG 的中间代谢产物硫酸皮肤素(DS)、硫酸软骨素(CS)等在体内堆积而引起的严重致残、致死性的单基因遗传性代谢病。

【诊断标准】

1.临床表现

患者除具有典型的黏多糖病面容、身材矮小、肝脾肿大,多关节僵硬屈曲、变形外,骨骼改变也是本病的主要临床特征,X 线片可见多发骨骼变形和多发性骨发育不良。由于 GAG 积蓄损害的部位及程度不同,临床及 X 线表现复杂多样。临床上分为 8 型及数个亚型,其临床表现各异。

2.骨骼肌肉系统损害的表现

(1)上颈椎:MPS 累及上颈椎相对常见,主要是导致上颈椎不稳及颈脊髓压迫,经常为致死性或致瘫性并发症。其发病机制为 MPS 导致齿状突的发育不良,从而引起枕颈、寰枢椎不稳。此外,GAG 在齿状突后方、硬膜及黄韧带的沉积将导致枕颈交界处甚至多节段慢性的脊髓压迫。

(2)胸腰椎:GAG 在椎体的沉积导致椎体前方骨质发育不良(最常累及胸腰段椎体),出现 X 线所示椎体前缘呈鸟嘴状突样改变,从而导致脊柱后凸畸形。

(3)髋关节:MPS 累及髋关节的表现主要分为两大类:髋臼发育不良及股骨头骨骺骨坏死样发育不良,两者往往合并存在。X 线片显示髋臼变浅、覆盖不良、股骨头骨骺坏死、股骨近端颈干角增大、髋外翻及晚期的髋关节脱位。

（4）膝关节：膝关节僵硬及膝外翻畸形。

（5）上肢：包括肩肘腕关节的僵直，尺桡骨发育不良短缩，正中神经/尺神经受压及腱鞘增厚。MPSⅡ型患者常见一种马德隆畸形，其主要表现为腕桡偏畸形，腕背伸及前臂旋转均受限，腕疼痛无力。腕管综合征在儿童极为罕见，一旦患儿有相关临床表现，需高度警惕 MPS 可能。

3.其他系统损害的表现

黏多糖病累及神经系统导致脑白质营养不良和硬膜下血肿，可以导致消化系统的肝脏、脾脏增大。该病各型均可有眼部表现，以角膜混浊、视网膜变性、视神经肿胀和萎缩、眼内压增高和青光眼等为主。眼球壁增厚，边界模糊；视神经增粗并球内段延长等。

【治疗原则】

以往缺乏有效方法治疗，近年来出现的移植手术（包括骨髓移植，脐带血移植等）、酶替代治疗（已应用于 MPSⅠ，Ⅱ，Ⅵ型）、骨科手术矫形等，使患者的寿命和生存质量获得了一定的改善。

二、痛风

痛风是嘌呤代谢紊乱及/或尿酸排泄减少所引起的一种晶体性关节炎，临床表现为高尿酸血症和代谢终末产物-尿酸钠盐（MSU）或尿酸结晶沉积于组织或器官引起的一组综合征。特点为急性关节炎、痛风石形成、痛风石性慢性关节炎及 MSU 肾病、尿酸性尿路结石等，严重者可出现关节致残、肾功能不全。痛风常与中心性肥胖、高血脂症、糖尿病、高血压以及心脏病伴发。

临床分为原发性和继发性两种类型。前者为先天性嘌呤代谢紊乱，机制不清；后者可由其他疾病所致，如肾病、血液病（白血病、多发骨髓瘤等）化疗后或利尿药引起。

本节主要简述原发性痛风。

【诊断标准】

1.拟诊标准

采用美国风湿病学会制定的拟诊标准：①95％为男性，初次发作年龄一般为 40 岁以后，但近年来有年轻化的趋势，女性患者大多出现在绝经期后；②主要侵犯周围单一关节，首发多为第一跖趾关节，此后反复发作可累及跗、踝、指、腕关节，呈游走性；③起病突然，关节红肿热痛、活动受限，1～2 日内达高峰，日轻夜重，发作可自行终止；④反复发作，关节肥厚、畸形、僵硬；⑤在耳廓关节附近骨骼中、腱鞘软骨内、皮下组织等可存在痛风结节。⑥高尿酸血症（＞420μmmol/L，7mg/dl）。其他相关因素：①长期使用利尿剂；②有原发性高血压、冠心病、Ⅱ型糖尿病、高脂血症、肾功能不全及肾结石者；③有痛风家族史者。

2.分期

按痛风的自然病程可分为急性期、间歇期、慢性期。此外还需重点注意肾脏病变。

（1）急性痛风性关节炎的诊断标准：具备以下 12 项（临床、实验室、X 线表现）中的 6 项：①急性关节炎发作＞1 次；②炎性反应在 1 天内达高峰；③单关节炎发作；④患病关节皮肤黯红色；⑤第一跖趾关节疼痛肿胀；⑥单侧发作累及第一跖趾关节；⑦单侧发作累及跗骨关节；⑧有可疑痛风石;⑨高尿酸血症;⑩X线示关节非对称性肿胀;⑪X线示骨皮质下囊肿不伴骨侵蚀;⑫关节炎发作时关节液微生物培养阴性,可诊断为急性痛风性关节炎。滑囊液中有特异性尿酸结晶,痛风石经化学方法或偏振光显微镜镜检证实含尿酸结晶。

(2)间歇期痛风:通常无任何不适或仅有轻微的关节症状,该期的诊断必须依赖急性痛风性关节炎发作的病史及高尿酸血症。

(3)慢性期痛风:病程迁延多年,持续高尿酸血症未获满意控制可致慢性痛风,此期特点是痛风石形成或关节症状持续不能缓解。结合X线或结节活检查找MSU结晶不难诊断,应与类风湿关节炎、银屑病性关节炎等相鉴别。

(4)肾脏病变:①尿酸盐肾病:尿酸盐结晶沉积于肾组织,特别是肾髓质和锥体部,可导致慢性间质性肾炎,使肾小管变形、萎缩、纤维化、硬化,进而累及肾小球血管床。表现为肾小管浓缩功能下降、夜尿增多、低比重尿、血尿、蛋白尿、腰痛、水肿、高血压、晚期肾功能不全等。②尿酸性尿路结石:尿液中尿酸浓度增加并沉积形成尿路结石,在痛风患者中总发生率在20%以上,且可能出现于痛风关节炎发病之前。较小者呈沙砾状随尿排出,可无症状。较大者梗阻尿路,引起肾绞痛、血尿、肾盂肾炎、肾盂积水等。由于痛风患者尿液pH较低,尿酸盐大多转化为尿酸,而尿酸比尿酸盐溶解度更低,易形成纯尿酸结石,X线常不显影,少部分与草酸钙、磷酸钙等混合可显示结石阴影。③急性尿酸性肾病:多见于继发性高尿酸血症,主要见于肿瘤放疗化疗后,血、尿中尿酸突然明显升高,大量尿酸结晶沉积于肾小管、集合管、肾盂、输尿管,造成广泛严重的尿路阻塞,表现为少尿、无尿,尿中可见大量尿酸结晶和红细胞。

3.体征

①急性单关节炎表现受累关节局部皮肤紧张、红肿、灼热,触痛明显;②部分患者体温升高;③间歇期无体征或仅有局部皮肤色素沉着、脱屑等;④耳廓、关节周围偏心性结节,破溃时有白色粉末状或糊状物溢出,经久不愈;⑤慢性期受累关节持续肿胀、压痛、畸形甚至骨折;⑥可伴水肿、高血压、肾区叩痛等。

4.X线表现

急性关节炎期可见关节周围软组织肿胀;慢性关节炎期可见关节间隙狭窄、关节面不规则、痛风石沉积,典型者骨质呈虫噬样或穿凿样缺损、边缘呈尖锐的增生硬化,常可见骨皮质翘样突出,严重者出现脱位、骨折。

5.滑液及痛风石检查

急性关节炎期,行关节穿刺抽取滑液,在偏振光显微镜下,滑液中或白细胞内有负性双折光针状尿酸盐结晶,阳性率约为90%。穿刺或活检痛风石内容物,亦可发现同样形态的尿酸盐结晶。此项检查具有确诊意义,应视为痛风诊断的"金标准"。

6.超声检查

由于大多尿酸性尿路结石X线检查不显影,可行肾脏超声检查。肾脏超声检查亦可了解肾损害的程度。

7.实验室检查

(1)正常血尿酸(SUA)水平:男性为210~416μmmol/L(3.5~7.0mg/dl);女性为150~357μmmol/L(2.5~6.0mg/dl),绝经后接近男性。超过参考值时称高尿酸血症;高尿酸血症可

源于尿酸产生过多或排泄减少,或是两者兼有。多在急性期可有明显的血尿酸增高,血沉加快,白细胞增高,急性期关节穿刺液内可见大量针状尿酸盐结晶体,也可做皮下结节的检查。

(2)尿尿酸的测定:低嘌呤饮食 5 天后,留取 24 小时尿,采用尿酸酶法检测,正常水平为 $1.2 \sim 2.4$ mmol(200～400mg)。>3.6mmol(600mg)为尿酸生成过多型,仅占少数,多数<3.6mmol(600mg),为尿酸排泄减少型。实际上不少患者同时存在生成增多和排泄减少两种缺陷。通过尿尿酸测定,可初步判定高尿酸血症的分型,有助于降尿酸药物的选择及鉴别尿路结石的性质。

【鉴别诊断】

(1)急性期应与风湿热、丹毒、蜂窝织炎、化脓性关节炎、创伤性关节炎、假性痛风等相鉴别。

(2)慢性期应与类风湿关节炎、银屑病性关节炎等相鉴别。

【治疗原则】

1.治疗目的

(1)尽快控制和终止急性关节炎发作、防止复发。

(2)纠正高尿酸血症,清除沉积于关节、肾脏的尿酸盐结晶以逆转并发症。

(3)手术剔除痛风石,对毁损关节进行矫形手术,提高生活质量。

2.一般治疗方法

(1)饮食低热能摄入,保持理想体重;低脂、低盐;低或无嘌呤膳食,避免高嘌呤类食品;多饮水,保证尿量>2000ml/天。服碳酸氢钠碱化尿液。

(2)避免危险因素,避免暴食、酗酒、受凉、受潮、过劳、精神紧张、防止关节损伤、慎用影响尿酸排泄的药物如小剂量阿司匹林等。

3.急性痛风性关节炎的治疗

(1)一般治疗卧床休息、抬高患肢、避免负重;及时调整影响血尿酸水平药物(如特异性的降尿酸药及利尿剂等)的剂量,以免加剧炎性反应、延长发作时间或引起转移性痛风;冷敷可有效减轻关节疼痛、肿胀和减少滑膜渗液量。

(2)药物治疗:①非甾体类抗炎药(NSAIDs):应注意消化道风险;②秋水仙碱:作用是消炎止痛,抑制炎性细胞趋化。应用于发作初期 10～12 小时内,口服 0.5mg/小时或 1mg/2 小时。停药指标主要有:疼痛、炎性反应明显缓解;出现恶心、呕吐、腹泻等;24 小时总量达 6mg。秋水仙碱的治疗剂量与中毒剂量接近,除胃肠道反应外,可有白细胞减少、再生障碍性贫血、肝细胞损害、脱发等。老年患者、肝肾功能不全、充血性心力衰竭者慎用;③糖皮质激素和促肾上腺皮质激素(ACTH)用于秋水仙碱和 NSAIDs 无效或不能耐受者。首次应用剂量较大,如强的松每天 20～60mg,至见效后渐减量至停服。高龄、多器官损害及不能口服者,可经关节内给药。

4.间歇期和慢性期的治疗

目的在于控制血尿酸在正常水平。有效的降尿酸治疗是将血尿酸水平维持在<405μmol/L,目标值为 357μmol/L。降尿酸药物(ULA)分为促尿酸排泄药及抑制尿酸生成药两类。可从小剂量开始,渐加至治疗量,达目标值后改维持量,或开始使用 UIA 时,预防性服

用秋水仙碱0.5mg,1～2次/日。根据患者年龄、肝肾损伤程度及病程长短尽量缩短秋水仙碱服用时间,或使用NSAIDs。降尿酸治疗单药效果不好、血尿酸>535μmol/L、痛风石大量形成者可两类药合用。

(1)促尿酸排泄药:增加肾脏排泄尿酸,降低血尿酸浓度。适于尿酸排泄减少型患者。肾功能正常或轻度异常(内生肌酐清除率<30ml/min 时无效)无尿路结石及 MSU 肾病者均可选用。①丙磺舒:0.25g,2次/日,渐增至0.5g,2次/日。主要不良反应为胃肠道反应、皮疹、过敏反应、骨髓抑制等,磺胺过敏者禁用。②苯磺唑酮:50mg,2次/日。逐渐增至100mg,3次/日,最大剂量为600mg/日。主要不良反应为胃肠道反应、皮疹、过敏反应、骨髓抑制等,偶见肾毒性,有轻度水钠潴留作用,慢性心功能不全者慎用。③苯溴马隆:50mg,1次/日,渐增至100mg,1次/日。主要不良反应有胃肠道反应如腹泻,偶见皮疹、过敏性结膜炎及粒细胞减少等。

(2)抑制尿酸生成药:通过抑制黄嘌呤氧化酶,阻断黄嘌呤转化为尿酸,减少尿酸生成。用于尿酸产生过多型或不宜使用促尿酸排泄药者。目前这类药只有别嘌醇一种。别嘌醇100mg,1次/日,渐增至100～200mg,3次/日。<300mg 时可每天一次,>300mg 分次口服,最大剂量800mg/日。主要不良反应有胃肠道反应、皮疹、药物热、骨髓抑制、肝肾功能损害等,偶有严重的毒性反应。肾功能不全者应减量使用。定期查肝、肾功能及血、尿常规等。

5.肾脏病变的治疗

除控制血尿酸水平外,碱化尿液,多饮、多尿。利尿剂,可选螺内酯(安体舒通),亦可选用碳酸酐酶抑制剂乙酰唑胺。尿酸性尿路结石大部分可溶解、排出。体积大者可体外碎石或手术治疗。对于急性尿酸性肾病,除积极降低血尿酸外,应按急性肾功能衰竭处理。对于慢性肾功能不全者,可行透析治疗,必要时可做肾移植。

6.无症状高尿酸血症的治疗

血尿酸水平<535μmol/L。控制饮食、避免诱因、密切随访。反之应使用降尿酸药物治疗。如伴发高血压、糖尿病、心脑血管疾病等应在治疗伴发病的同时适当降低血尿酸。

7.其他

大块痛风结石引起症状者可行手术切除。

三、Gaucher 病

Gaucher 病也称葡萄糖脑苷脂病,病因是1q21 染色体上基因变异所致葡萄糖脑苷脂酶缺乏,导致葡萄糖脑苷脂不能分解成半乳糖脑苷脂或葡萄糖和 N-酰基鞘氨醇,因而葡萄糖脑苷脂大量蓄积在单核巨噬系统的细胞中,引起组织细胞大量增殖,是一种常染色体隐性遗传脂类代谢异常的疾病。本病少见,可发生于任何年龄,性别。临床上分为3个亚型:慢性成人型(Ⅰ型);急性婴儿型(Ⅱ型)和亚急性神经病变型(或少年型)(Ⅲ型)。临床无特征性表现,常易造成误诊。

【诊断标准】

1.临床表现

肝脾肿大、贫血、骨与关节的疼痛或破坏症状,生长发育落后、反复癫痫发作和共济失调等多系统症状。

2.X 线检查

可见骨与关节的骨破坏,骨髓腔增宽,广泛骨质疏松。局限性骨质破坏的典型表现为股骨远端如烧瓶样膨大,并合并有股骨颈或椎体的压缩骨折。部分患者可致股骨头坏死。

3.脑电图

可早期明确神经系统的病变,在神经系统症状出现前鉴别成人型与少年型。

4.骨髓穿刺涂片

以瑞氏染色找到 Gaucher 细胞,血清酸性磷酸酶增高、凝血因子减少(如Ⅸ因子)的生化检测支持诊断。组织化学 PAS、ACP 染色有助于本病诊断,测定白细胞中 D-葡萄糖苷脂的活性均降低。

5.产前筛查

对产前高危胎儿做此 D-葡萄糖苷脂活性检测,如属患病纯合子,可达到优生优育的目的。

【鉴别诊断】

1.Nieman-Pick 病

也属脂类代谢性疾病,具有肝脾肿大及轻度贫血等临床症状。为常染色体隐性遗传性疾病。光镜下 Nieman-Pick 细胞体积较前者略小。胞浆泡沫状,PAS 染色仅胞膜呈阳性反应。电镜下可见胞质内含有许多充满同心圆板层排列卵磷脂结构的次级溶酶体,形成所谓的斑马体,可与 Gaucher 病鉴别。

2.脾白血病

急性白血病临床表现为贫血、发热,出血、白细胞明显偏高。血象及骨髓检查均可见异常的瘤细胞。肝脾轻-中度肿大,除非慢粒白血病急变。可致巨脾。光镜下为弥漫一致的白血病瘤细胞浸润,细胞有明显异型性。

3.脾原发性淋巴瘤

属结外淋巴瘤的一种,临床以左上腹疼痛和巨脾为特征,其组织学与结内淋巴瘤细胞一致,而 Gaucher 病为脾脏无痛性肿大,组织学可见特征性 Gaucher 细胞,免疫组化染色,前者有相关抗体以资鉴别。

4.组织细胞增生性疾病

Langerhans 细胞组织细胞增生症中的 Hand-Schiiler-Christian 病和 Letterer-siwe 病偶尔可累及脾脏,引起脾肿大。光镜下见红髓弥漫性或结节状浸润,病变由 Langerhans 组织细胞、嗜酸性粒细胞、多核巨细胞和纤维母细胞等成分组成。Langerhans 组织细胞中等大小,核有凹陷、折叠、扭曲或分叶,常有纵沟。免疫组织化学染色表达 S-100 蛋白和 CDIα,而 Gaucher 细胞 S-100 蛋白阴性。恶性组织细胞增生症脾脏常显著肿大。光镜下示红髓充血、脾血窦和脾索内散布着许多不典型组织细胞,胞质内可找到吞噬的红细胞和其他血细胞。

【治疗原则】

以对症治疗为主,主要为支持疗法,包括脾切除及输血,以减轻症状,缩短病程。伴骨痛患者可使用镇痛剂或短期糖皮质激素治疗。

人胎盘 β-葡萄糖苷酶替代疗法(ERT))具有延长生命和改善生活质量的作用,但其预防和治疗 Gaucher 病肺间质病的效果不佳,对神经系统功能的改善不明显。

参 考 文 献

[1]缪鸿石.康复医学理论与实践,上海:上海科学技术出版社,2000

[2]陈可冀.中国传统康复医学.北京:人民卫生出版社,1988

[3]莫通.骨科临床康复学,北京:中国科学技术出版社,1997

[4]伊智雄.实用中医脊柱病学.北京:人民卫生出版社,2000

[5]张奇文.实用中医保健学.北京:人民卫生出版社,1989

[6]张子游.中医康复医学概念的确立.北京:中国康复医学杂志,1988,5:230～231

[7]张长江.骨伤科推拿手法.北京:中医古籍出版社,1986

[8]纪君时.现代骨伤科学.天津:天津科学技术出版社,2004

[9]韦贵康.软组织损伤与脊柱相关疾病.南宁:广西科学技术出版社,1994

[10]程玉来.骨伤诊治与康复.北京:学苑出版社,1996

[11]陈敏.骨伤科手法治疗彩色图谱.北京:中国中医药出版社,1997

[12]孙呈祥.软组织损伤治疗学.上海:上海中医学院出版社,1988

[13]李含文.软组织伤病学.北京:人民卫生出版社,1998

[14]张万福.软组织损伤学.天津:天津科学技术出版社,1993

[15]卡纳尔.卡贝尔骨科手术学.济南:山东科学技术出版社,2001

[16]张涛.肩关节周围炎的研究与治疗.西安:陕西科学技术出版社,1995

[17]徐军.肩周炎防治(修订版).北京:金盾出版社,1999

[18]宋一同.软组织损伤临床研究(高等中医院校骨伤专业研究生系列教材).北京:北京科学技术出版社,2006

[19]刘献祥.中医骨伤科辨病专方手册.北京:人民军医出版社,2002

[20]王和鸣.中医伤科学.北京:中国中医药出版社,2002

[21]刘珊珊.康复医学.北京:北京医科大学出版社,2001

[22]陈志敏.软组织损伤外治法.北京:金盾出版社,1996